Stb

Bran O. Hodapp (Lama Rangdrol Tobkyi Dorje) entstammt einer Familie mit einer alten spirituellen Tradition. Ab seinem elften Lebensjahr begann er, sich intensiv mit spirituellen Themen zu beschäftigen. Seit 1998 ist er Hüter einer Ritualpfeife, welche er von einer indianischen Familie in Montana erhielt. Außerdem ist er mit Stammesführern der Hopi-Indianer verbrüdert. Während langer Aufenthalte in Nepal und Tibet, in denen er enge Beziehungen zu tibetischen Yogis knüpfte, begann sich der Autor besonders für tibetischen Schamanismus und tibetische Medizin zu interessieren. Er hat zahlreiche Bücher veröffentlicht und führt eine international bekannte Praxis für geistiges Heilen und Schamanismus. Im »Dachverband für geistiges Heilen DGH e. V.« gehört er seit vielen Jahren zum Beraterteam für Gebetsheilung, Exorzismus und Schamanismus und ist dort auch als Vorstandsmitglied tätig. Seine sehr beliebten Vorträge und Seminare sind einzigartig, denn seine Ausstrahlung zieht das Publikum auf nahezu magische Weise in seinen Bann.

Nach der Lehre der traditionellen tibetischen Medizin hat jede Krankheit, die sich körperlich manifestiert, einen Ursprung auf der energetischen und mentalen Ebene eines Menschen. Hier greift das uralte, sehr erfolgreich angewandte tibetische Mantraheilen ein. Für nahezu jede Erkrankung gibt es ein spezifisches, ganz eigenes Mantra, eine heilige Melodie. Dieses Mantra kommt wie ein Medikament zum Einsatz und bewirkt oft ganz erstaunliche Heilerfolge, ähnlich der Homöopathie, denn auch hier wird eine feinstoffliche Information weitergegeben, die zur körperlichen Genesung führen kann. Achtsam – immerhin ist es eine Geheimlehre – und dennoch so ausführlich und offen, wie es ihm möglich war, erklärt der Autor, wie Mantras wirken, welche Formen der Mantras es gibt und wie man Mantras für sich selbst nutzen kann. Man braucht keiner bestimmten religiösen Lehre zu folgen, der Leser wird auf ganz sachliche Weise in das Thema eingeführt. Eine Vielzahl praktischer Übungen und allgemeingültiger Mantras, die bei bestimmten Krankheiten eingesetzt werden können, machen dieses Buch zu einem sinnvollen und umfassenden Ratgeber.

Bran O. Hodapp

Heilen mit Mantras

Die Heilkraft tibetischer Yogis

Stb

Der Inhalt dieses Buches basiert auf Ausbildungen und persönlichen Belehrungen, welche der Autor in Tibet, Indien aber auch in Europa durchlief und in vielen Jahren der persönlichen Praxis vertiefen konnte.

Es wird ausdrücklich darauf hingewiesen, dass alle Übungen und genannten Mantras vor ihrer Verwendung eine Einweihung durch einen geeigneten Meditationsmeister voraussetzen. Der interessierte Leser möge sich bei seinem eigenen Lama erkundigen oder bei Ngakpa e.V. (www.tibet-lahr.de) die entsprechenden Ermächtigungen erfragen.

Überarbeitung des im Schirner Verlag
erschienenen Titels »Mantraheilen« (2006)

ISBN 978-3-89767-690-9

1. Auflage 2010

Redaktion: Elke Truckses & Bastian Rittinghaus, Schirner
Satz: Bastian Rittinghaus, Schirner
Umschlaggestaltung: Murat Karaçay, Schirner, unter Verwendung des Bildes #1668944, www.fotolia.de
Printed by: FINIDR, Czech Republic

www.schirner.com

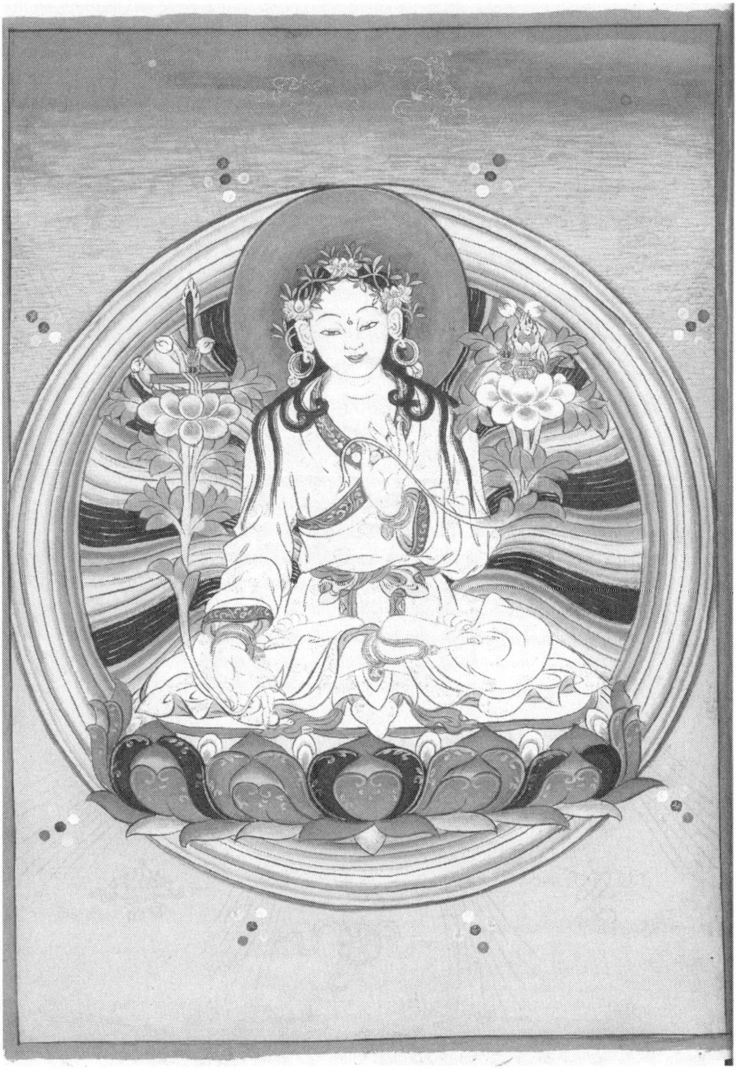

Zu Ehren von Yuthok Yongten Gonpo

Hinweis
Aufgrund des Deutschen Heilpraktikergesetzes dürfen Personen, die weder Arzt noch Heilpraktiker sind, nicht diagnostizieren und therapieren.
Die Methoden in diesem Buch können eine medizinische Behandlung unterstützen, ersetzen jedoch keinesfalls eine ärztliche Diagnose oder Behandlung.

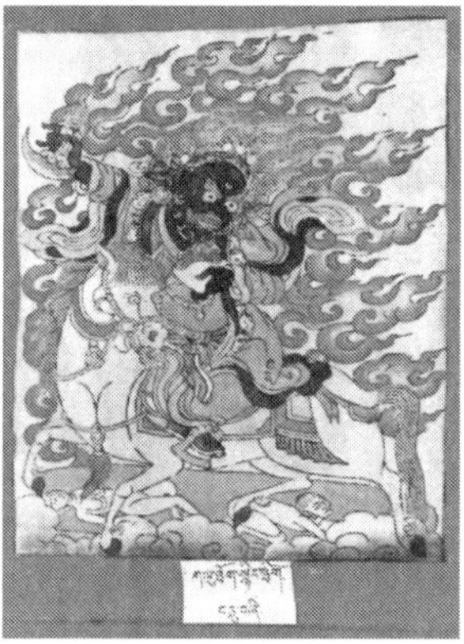

Shanglön – Schützer der Medizin

Inhalt

Langlebens- und Wunschgebet für die glorreiche Verbreitung aller Dharma-Aktivitäten des Ngakpa Rangshar Dudjom Palchen Ling

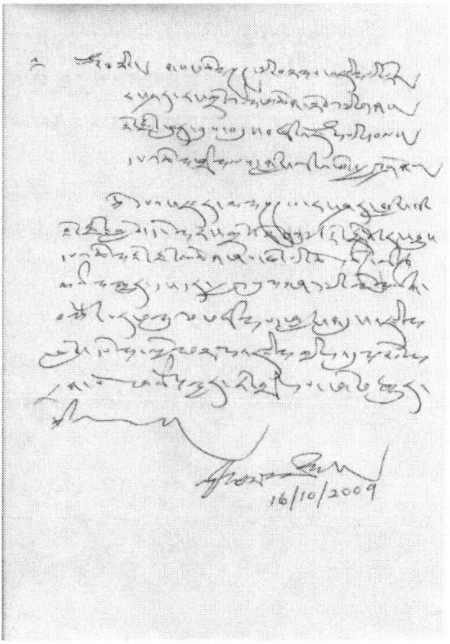
16/10/2009

ཨོཾ་སྭ་སྟི། གསང་ཆེན་སྔགས་ཀྱི་
བསྟན་པ་འཛིན་པའི་སྡེ།།

OM SVASTI SANGCHEN NGAK KYI DENPA DZIN-PAI DE
Die Sangha, die die Doktrin des größeren Mantrayana aufrechterhält,

རང་ཤར་རང་གྲོལ་ལྷ་མཆོག་སྟོབས་ཀྱི་
བདག །

RANG SHAR RANGDROL LHAMCHO TOBKYI DAG
des selbstentstandenen, selbstbefreiten exzellenten Yidam, des Inhabers aller Kraft.

རྡོ་རྗེ་ཕུར་བུས་བདུད་བཞི་འཇོམས་པའི་དཔལ།།

DORJE PHURBU DÜDZI JOM PAI WAL /
Er, Dorje Phurba, zähmt die vier Maras durch seine Schärfe.

དཔལ་ཆེན་ཕྲིན་ལས་གླིང་འདི་འཕེལ་རྒྱས་ཤོག། །།

PALCHEN TRINLAI LING DI PHEL GYE SHO //
Möge das glorreiche Aktivitätszentrum weit erblühen.

(wiederhole dies 3-mal)

ཅེས་པའང་ཛར་མན་སྔགས་པ་རང་ཤར་གླིང་གི་རྡོ་རྗེ་སློབ་དཔོན་རང་
གྲོལ་སྟོབས་ཀྱི་རྡོ་རྗེ་མཆོག་ནས་ཁོ་པའི་
ཆོས་ཚོགས་འདིའི་མཚན་བསྒྱུར་དང་དུར་རྒྱས་ཡུན་གནས་ཀྱི་སྨོན་
ཚིག་བརྩམ་པར་བསྐུལ་བ་བཞིན་པད་གླིང་གདུང་འཛིན་སློབ་དཔོན་
ཨོ་རྒྱན་བསྟན་འཛིན་གྱིས་འདུན་སྨོན་དྲག་པོས་མཚམས་སྦྱར་ཏེ་
བྲིས་པ་དགེ་བར་གྱུར་ཅིག། །།

Dieses Gebet sowie eine kleine Veränderung des Zentrumnamens wurde von LOPÖN ORGYEN TENZIN RINPOCHE, dem Knochenlinienhalter des Pema Lingpa, verfasst auf Wunsch des Vajra Acharya und Halter des Ngakpa-Zentrums Rangdrol Tobkyi Dorje oder auch Rangjung Palchen Dorje.

Geschrieben von ganzem Herzen mit besten Wünschen für das Dharma-Zentrum Ngakpa Rangshar Dudjom Palchen Ling. Lahr, 16.Oktober 2009

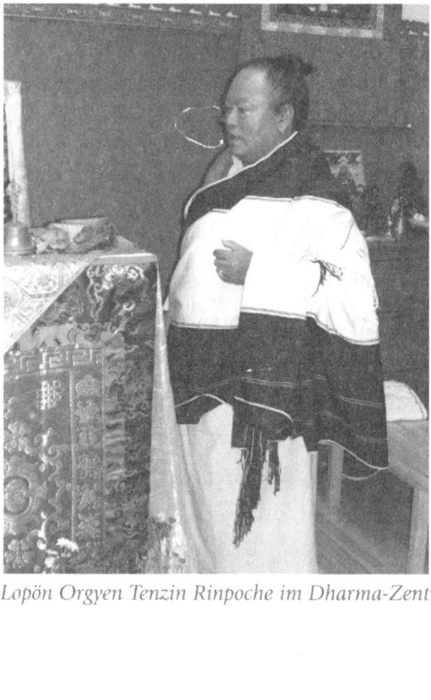

Lopön Orgyen Tenzin Rinpoche im Dharma-Zentrum

Vorwort

Im Alter von elf Jahren begann ich, mich für psychische Energien und Fähigkeiten zu interessieren. Schon früh war der Grundstein für meinen spirituellen Werdegang gelegt. Mein Vater, damals ein begabter Radiästhesist, lehrte mich früh den Umgang mit Pendel und Wünschelrute. Nach meiner beruflichen Ausbildung ließ ich mich auf eine intensive Schulung nach dem Zehnstufenweg Franz Bardons ein. Ich studierte die jüdische und christliche Kabbala, erhielt Einblicke in das germanische Runenwissen und wurde bei meinem ersten Aufenthalt in den USA anerkannt und als Sohn in eine Indianerfamilie aufgenommen. Zwei nordamerikanische Stämme gewährten mir Zutritt und weihten mich schließlich in ihre Rituale ein.

Als ich das erste Mal meine Füße auf tibetischen Boden setzen durfte, auf 5500 Meter Höhe mit dem Rucksack auf dem Rücken, wusste ich, dass ich zu Hause angekommen war. Es waren wohl die Dakinis (engelhafte Wesen), die mich riefen, um mich an meine alten spirituellen Bande zu erinnern. Schließlich eröffneten sich mir die klare Dzogchen-Lehre und rituelle Methoden des Vajrayana, auch »Geheimes Mantra-Yoga« genannt. Dank einer 10-jährigen magischen Ausbildung nach Franz Bardon fiel es mir recht leicht, die schamanischen Riten des tibetischen Buddhismus zu verstehen und schnell selbst zu praktizieren. In diesen alten und vollständig erhaltenen spirituellen Traditionen durfte ich die Quintessenz aller wahrhaften spirituellen Systeme erkennen. Schließlich gewann ich die Einsicht, dass auch das Christentum seine Ursprünge nicht im Alten

Testament, sondern im Buddhismus hat (siehe hierzu auch die umfangreichen Werke von Holger Kersten). Wie in keiner anderen alten Kultur sind spiritueller Pfad und Methode unverfälscht und in klarer, reiner Form vorhanden. Der Pfad ist der spirituelle Weg, der das Ziel verfolgt, Buddhaschaft zu erlangen – oder, wie Jesus sagte, in den Zustand zu gelangen, zu erkennen: »Ich und der Vater [König des Raumes/Geist] sind eins.« Die Methode beschreibt, wie dieser Pfad gegangen werden sollte. Beides, Pfad und Methode, sind untrennbar miteinander verbunden. Will man in seiner spirituellen Praxis tatsächlich Erfolge erzielen, darf weder auf den Pfad noch auf die Methode verzichtet werden.

Seit 1992 arbeite ich öffentlich als Heiler und verwende fast ausschließlich Methoden des tibetischen Vajrayana, kombiniert mit verschiedenen schamanischen Elementen, aus dem Wunsch, erkrankten oder leidenden Menschen zur Seite zu stehen. Dank der Unterweisungen verschiedener tibetischer Meister und Ärzte vertiefte sich mein Wissen und verfeinerten sich meine Methoden. Sie weihten mich in das jahrtausendealte tibetische Mantraheilen ein und ermächtigten mich, diese Methoden selbst zu lehren.

Wir kennen für nahezu jede Erkrankung oder jedes Leiden ein eigenes, ganz spezifisches Heilmantra, eine heilige Melodie, die bei Bedarf wie ein Medikament zum Einsatz kommen kann. Die Resultate, die sich durch das Anwenden der Heilmantras erzielen lassen, sind oft verblüffend und erstaunen meine Patienten, Seminarteilnehmer und auch den einen oder anderen Arzt. Im Gegensatz zu den sehr tiefgründigen und geheimen Meditationstechniken des tibetischen Mantra-Yoga, die jahrzehntelanges Üben und

Praktizieren erfordern, können die Heilmantras auch ohne buddhistische Praxis von jedem angewandt werden, der die entsprechende und unerlässliche Einweihung von einem Meister der Ngakpa-Tradition erhalten hat.

Die Herkunft und Entstehung der tibetischen Mantra-Heilkunst, die Tradition der Ngakpas, der tibetischen Yogi, welche dieses Wissen hüten, und der Gebrauch und Nutzen der Mantras sollen Inhalt dieses Buches sein.

Ich danke meinen Lehrern, ohne deren Unterstützung dieses Buch nicht zustande gekommen wäre.

Möge jeder Leser einen Nutzen aus diesem Werk ziehen können.

Lama Rangdrol Tobkyi Dorje

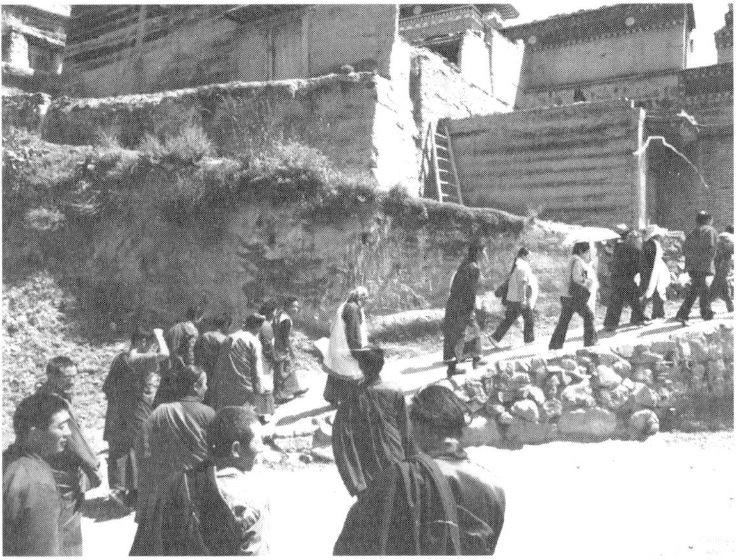

Kloster in Gonlaka

Historischer Hintergrund der Ngakpas

In der alten Religion Tibets gab es zwei Arten der spirituellen Grundsätze: die monastische Tradition, in der Mönche und Nonnen in Klöstern lebten, und die Tradition der Ngakpas oder Laienpraktizierenden, die mit ihren Familien in Dörfern oder Siedlungen wohnten. Auch heute noch ist bekannt, dass es zwei Arten von tibetischen Praktizierenden gibt: die Mönche in safranfarbenen Gewändern und jene mit langem Haar und weißen Gewändern.

Im neunten Jahrhundert wurde der tantrische Meister Padmasambhava (der Lotosgeborene) vom damaligen tibetischen König Trisong Detsen (790–858 n. Chr.) eingeladen, um die buddhistische Lehre in Tibet zu festigen. Gemeinsam erbauten sie das erste buddhistische Kloster Samye. Der König gründete in dieser Zeit die zwei bis heute bestehenden spirituellen buddhistischen Gemeinschaften Tibets: die Gemeinschaft (roter Sangha) der kahlgeschorenen Anhänger der Sutras und rotgekleideten Mönche und die weißgekleidete Gruppe von spirituell Praktizierenden mit langem Haar. Diese Anhänger der weißen Gemeinschaft (weißer Sangha) waren Tantriker – Anhänger des geheimen Mantraweges. Die Philosophie dieser Ngakpas basiert bis heute auf dem Grundsatz, Spiritualität in den Alltag zu integrieren und alle Herausforderungen des Lebens als Chance zur Weiterentwicklung zu sehen. Ähnliche Gedankenansätze hatten die frühen europäischen Rosenkreuzer, die Alchimisten, die Unedles in Edles zu verwandeln anstrebten.

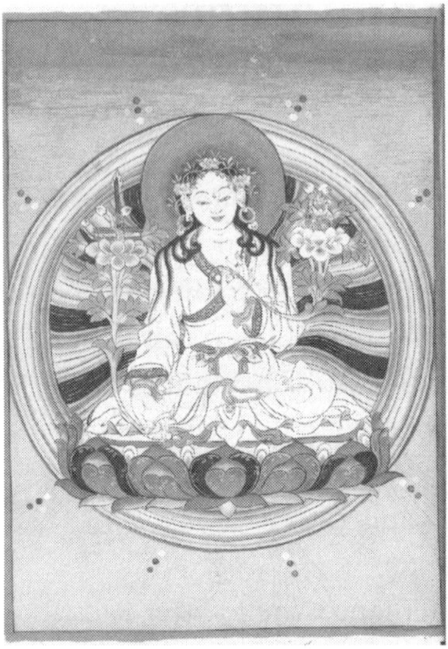

In der Geschichte Tibets lebten viele Ngakpas unter der Bevölkerung und leisteten einen bedeutenden Beitrag zur tibetischen Erziehung und Kultur. Der Gründer der tibetischen Medizin, Yuthok Yongten Gonpo, war ein Ngakpa, und seine Belehrungen gehören zu den berühmtesten aller medizinischen und astrologischen Texte in der tibetischen Medizintradition. Lotsava Marpa, der Gründer der berühmten Kagyu-Tradition, und sein Schüler, der große Yogi Milarepa, waren ebenfalls Ngakpas. Alle Hauptlinien des tibetischen Buddhismus stützen sich auf ihre Lehren. Der Gründer der Sakya-Tradition, Khon Konchok Gyalpo, gehörte ebenfalls einem Ngakpa-Orden an. Auch tibetische Frauen, viele von ihnen ebenfalls Ngakmas (weibliche Ngakpas), wie beispielsweise Dakini Yeshe Tsogyal, Machig Labdron, Shugsib Jetsun, gehörten, wie wir heute wissen, zu den bedeutendsten Gestalten der tibetischen Kultur.

Im Lauf der Jahrhunderte hat die Ngakpa-Tradition eine sehr weite Verbreitung erfahren. Im achten Jahrhundert gab es in Utsang 30 berühmte Sheltrag-Ngakpas, 80 Tragyerpa-Ngakpas, und auch die meisten der 25 Schüler von Padmasambhava waren Ngakpas. In Zentral-Tibet, in U und in Tsang, in Kham und in Amdo, wächst die Ngakpa-Tradition auch heute noch weiter.

Ngakpas gibt es seit dem sechsten Jahrhundert im Rebkong-Gebiet, einer berühmten und für die tibetische Geschichte bedeutenden Region. Dort existierten verschiedene Gruppen von Ngakpas, solche wie Rebkong Ngak-Mang (viele Ngakpas im Rebkong-Gebiet), die aus den 1900 Ngakpa-Praktizierenden von Vajrayana und Dzogchen bestand. In Gartse lebten 80 Ngakpas, und auch in Hortsang gab es viele Ngakpa-Gebiete, die als Hortsang Ngak-Mang bezeichnet wurden. Ngakpa ist nicht nur ein Titel – viele von den Ngakpas haben ihre Fähigkeiten als hochgebildete Persönlichkeiten gezeigt, und viele haben als Praktizierende die Selbstverwirklichung erlangt.

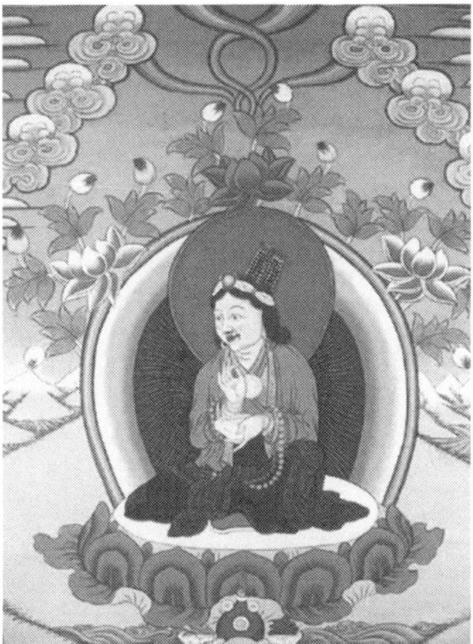

Der moderne Staat fügte nach der Kulturrevolution der gesamten tibetischen Kultur großen Schaden zu und zerstörte weitläufig die Ngakpa-Tradition. Während der letzten zwanzig Jahre begannen einige alte Ngakpas und Mitglieder der Bezirks- und Dorfregierungen, die Ngakpa-Tempel und Versammlungsräume zu rekonstruieren und die alte Tradition zu retten. Heute wollen auch wieder mehr Menschen aus der Bevölkerung Ngakpas werden und haben begonnen, die entsprechenden Studien aufzunehmen. Die Präsenz der Ngakpas wird von allen als überaus wichtig erachtet, da sie immer bereit sind, anderen durch ihr tägliches Wirken in entgegenkommender Weise zu helfen. Die Menschen können sich jederzeit an die Ngakpas wenden, sie zu sich nach Hause einladen oder sie bitten, im Ngakpa-Haus ein Ritual für sie durchzuführen. Die Ngakpas haben die Gabe, medizinische Ratschläge zu geben und zu helfen; sie geben astrologische Empfehlungen, machen Weissagungen, kontrollieren das Wetter und führen tantrische Rituale durch. Alle Ngakpas sind immer bereit, auf das Anliegen anderer Menschen einzugehen.

Historischer Hintergrund der Rebkong-Tradition

Rebkong befindet sich im Rebkong (Bezirk Thunrin), Tsekhok, Youlgan, Chantsa, Vayan (Hualong) Shunghua, Bezirk Trika und Region Kokonor in der Quing-Hai-Provinz; in den Gebieten Khaja, Ganja, Hortsang und dem Bezirk Labrang in der Provinz Gansu (Amdo). Diese Gebiete gehören heute zur Volksrepublik China.

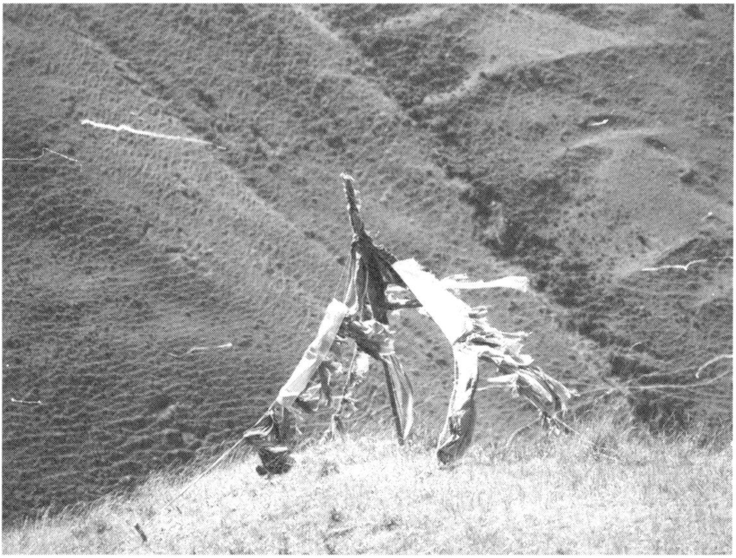

Kraftplatz in Amdo

Im zehnten Jahrhundert kam Lhalung Paldor, der berühmte Ngakpa (Yogi), nach Amdo und pflanzte den Vajra-Keim der von König Trisong Detsen und dem Meister Padmasambhava gegründeten Ngakpa-Tradition in Rebkong. Insbesondere praktizierte er in den folgenden Gegenden: Lodoje, Drag, Namong und Tongtso.

Die Nachfolger von Lhalung Paldor, bekannt als die Acht Großen Ngakpas von Rebkong, praktizierten an acht verschiedenen Orten. Alle von ihnen vollendeten ihre Praxis und erreichten die Selbstverwirklichung. Seit dieser Zeit sind diese Plätze als die »Acht vollendeten Retreatplätze« bekannt.

Die Schüler der Acht Großen Ngakpas führten ihr altes und geheimes spirituelles Wissen fort, indem sie es in ihr tägliches Leben integrierten. Adron Khetsun Gyatso (1604 bis 1679) war ein hochqualifizierter Ngakpa-Meister. Er gründete das Adron Nangchen, welches eines der ersten Ngakpa-Häuser in Rebkong wurde.

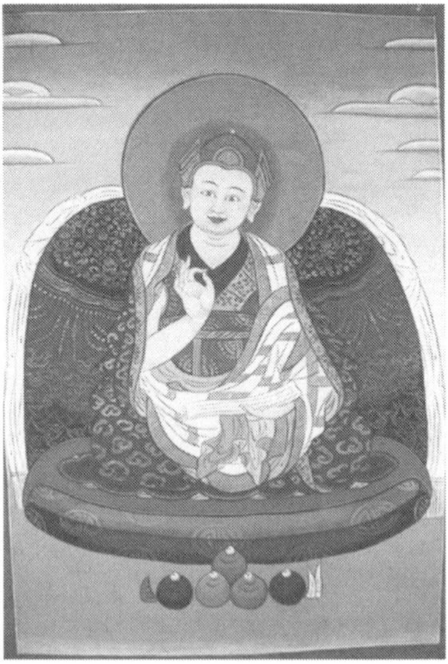

Rigzin Paldan Tashi (1688 bis 1743) wurde in der rLang-Familie geboren, einer der vier ältesten tibetischen Familien. Während seiner Jugend in Rebkong wurde er sowohl in der Nyingma wie auch in der Gelug-Tradition unterwiesen.

Mit Anfang zwanzig ging er zum Studium nach Zentraltibet, wo er sich mehr und mehr der Nyingma-Praxis widmete. Nachdem er seine spirituelle Ausbildung und Praxis in Mendro Ling und Kham Srinmozong abgeschlossen hatte, kehrte er nach Rebkong zurück. Das wurde zu einer großen Inspiration für die Ngakpa-Tradition. Von 1727 bis 1742 reiste er umher und gab sein Wissen an viele Laien weiter. So formierte er mit der Zeit die große Gruppe der Rebkong Ngakpas, die noch heute als Rebkong Ngak-Mang bekannt ist. Aufgrund seiner großen Hingabe entstanden in der Region von Amdo Hunderte von Ngakpa-Häusern und Tausende von Ngakpas und Ngakmas. Sein Volk sah in ihm den König der Ngakpa-Tradition.

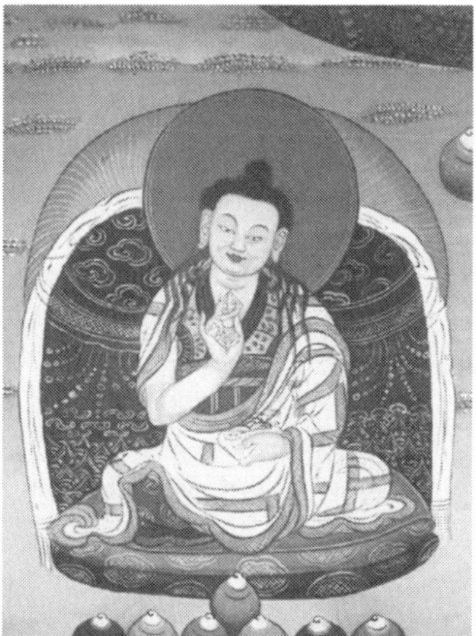

Chögyal Ngawang Dargye (1740 bis 1807) war ein mongolischer König in der Tsehung-Region in Amdo. Er war ein höchst vollendeter Gelehrter, der gleichermaßen mit Sprachen, Literatur, Medizin und Astrologie vertraut war. In Erfüllung von Padmasambhavas Prophezeiung praktizierte er Kunsang Tapak Tersar (tibetische Tantra-Praxis/Vajrasattva), vollendete alle Praktiken und kommentierte sie. Dann belehrte er solch große Ngakpas wie Shabkar Tsodrug Rangdrol und Padma Rangdrol. Seine Frau Rgzin Wangmo war die Vertreterin der Rebkong-Ngakmas in Amdo.

Shabkar Tsogdruk Rangdrol (1781–1851) war der vielleicht bekannteste Rebkong-Ngakpa. Er gründete das Tashi Kyil Ngakpa-Haus und schrieb zweiundzwanzig Bücher, einschließlich seiner Autobiographie, spiritueller Gesänge

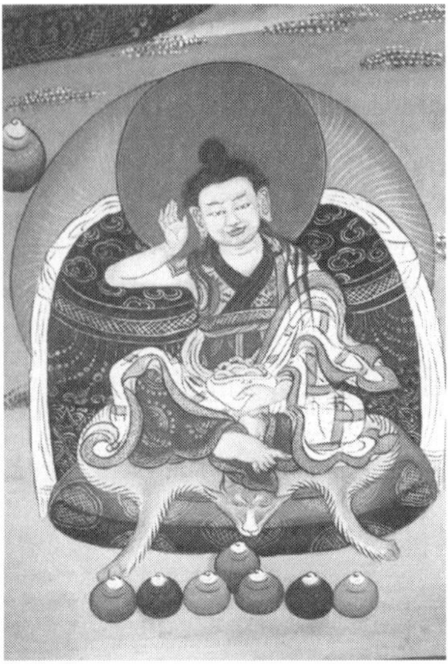

und der Vajrayana-Philosophie und ihrer Praktiken. Seine Werke sind heute auch außerhalb Tibets bekannt und wurden sogar in einige westliche Sprachen übersetzt.

Nyankyi Nangzad Dorje (1798 bis 1874), einer der wichtigsten Schüler von Shabkar Tsokdrug, sammelte und vervollständigte Shabkars Schriften und gründete eine Bibliothek mit Ngakpa-Texten.

Megsar Kunsang Tubdan Wang Po (1781–1832), in Vajrayana-Studien spezialisiert, insbesondere im Vajrakilaya-Tantra, schrieb zahlreiche Bücher über das Vajrakilaya-Tantra. Er gründete Padma Namdrol Ling, ein weiteres, äußerst wichtiges Ngakpa-Haus in Rebkong.

Terton Natsok Rangdrol (1796–1861) enthüllte viele Termas (verborgene Schätze wie z. B. Texte, Ritualgegenstände, Reliquien) von Dzogchen-Praktiken. Er schrieb sechs Bücher mit Kommentaren und Erklärungen zu Vajrayana und gründete das Terton-Chögar-Ngakpa-Haus.

Changlung Palchen Namkha Jigmed (1757–1821) war einer der Oberhäupter von Rebkong Ngak-Mang. Zu seiner Zeit teilte sich das Rebkong Ngak-Mang in eine südliche Gruppe, Nyinta Ngak-Mang, und eine nördliche Gruppe, die Sribta Ngak-Mang genannt wurde. Das von ihm gegründete Haus, Kyung Gon Ngakpa, war das Hauptzentrum der nördlichen Gruppe. Ihre Linie ist die Tradition der Min Ling und Nyidrag Terma.

Eintausendneunhundert Ngakpas waren bei seiner Einweihung der »Acht Herukas« zugegen, und er überreichte jedem von ihnen einen Phurba als Ngakpa-Symbol. Diese Ngakpas wurden als die »1900 Phurba-Halter von Rebkong Ngak-Mang« bekannt.

Dzogchen Chöing Tobdan Dorje (1785–1848) war ein brillanter Vajrayana-Meister, er gründete das Dzogchen-Namgyal-Ling-Ngakpa-Haus. Er schrieb »Der Schatz von Sutra und Tantra«, der auch »Die zehn tibetischen Studien« enthält. Dieser wurde später zum Hauptstudientext der Ngakpas.

In Kham geboren, war Khamla Trathung Namkha Gyatso (1788–1851) ein außergewöhnlicher Ngakpa-Meister und Tertön (Finder der Termas). Er wurde das Oberhaupt der Südlichen Ngakpas und gründete das Gonlakha-Ngakpa-Haus, das repräsentative Zentrum für die südliche Ngakpa-Region. Ihre spezielle Linie ist die Tradition von Longchen Nyingthik und Khamla Tesar.

Die Ngakpa-Linie besteht bis zum heutigen Tag. Es gibt noch viele Ngakpa-Meister, Reinkarnationen, Gelehrte und große Praktizierende, die diese alte Tradition fortführen. In Amdo befinden sich etwa zweihundertfünfzig Ngakpa-Häuser und ungefähr sechstausend praktizierende Ngakpas, einschließlich Männer, Frauen und Kinder.

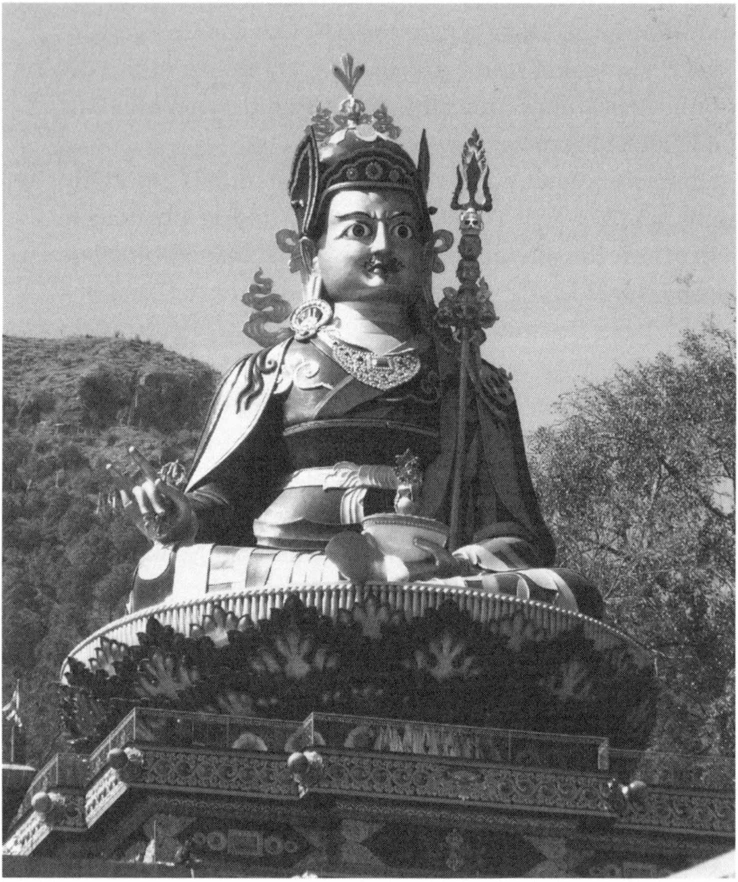

Padmasambhava-Statue

Padmasambhavas Empfehlung an die Yogis zukünftiger Generationen:

»Hört her, Yogis, die Ihr Vertrauen in Sicht und Meditation besitzt. Der wahre Yogi ist euer ungeschaffenes angeborenes Wesen.

Yogi bedeutet, die Weisheit des reinen Bewusstseins zu verwirklichen. So verdient ihr euch wahrlich den Namen Yogi.

Seid in der Sichtweise frei von Ehrgeiz, frönt nicht der Fixierung eures Geistes. Seid im Verhalten frei von Annehmen und Ablehnen, frönt nicht dem Klammern an ein Selbst. Seid in der Verwirklichung frei von Aufgeben und Erlangen, frönt nicht dem Schwindel und der Heuchelei. Seid gegenüber dem Buddhadharma ohne Vorurteil, frönt nicht scholastischem Sektierertum. Der äußere Schein ist Täuschung, frönt nicht der Gemeinheit. Nahrung dient nur zur Erhaltung eurer Lebenskraft, katzbuckelt nicht um Nahrung. Reichtum ist illusorisch, frönt nicht dem Verlangen. Kleider dienen euch zum Schutz gegen Kälte, frönt nicht prunkvoller Mode. Gleichheit ist nicht dual, hängt nicht an vertrauten Gefährten. Seid frei von Vorliebe zu einem Land, hängt nicht an einer Heimat. Macht eine leere Höhle zu eurem Wohnsitz, hängt nicht am klösterlichen Leben. Praktiziert in Einsamkeit, hängt nicht an gesellschaftlichen Zusammenkünften. Seid selbstbefreite Yogis, frönt nicht der Scharlatanerie.«

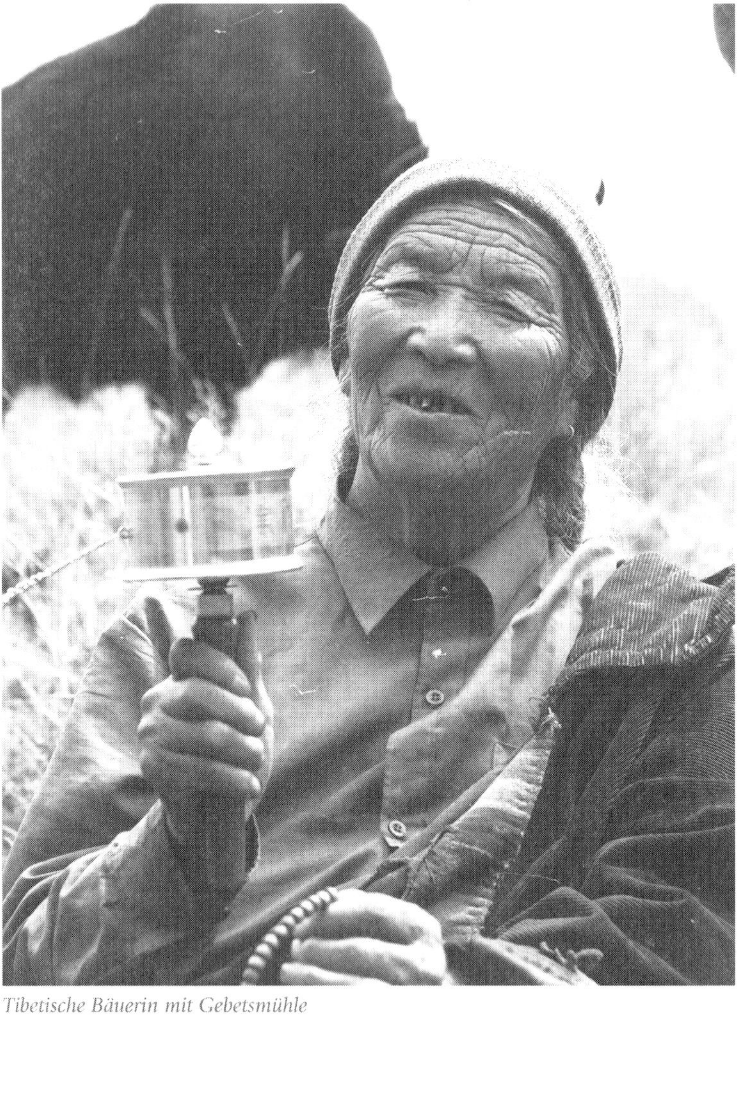

Tibetische Bäuerin mit Gebetsmühle

Tibetische Medizin und Mantraheilen

Die Tibeter entdeckten bereits im Steinzeitalter die therapeutischen Eigenschaften von Nahrungsmitteln und Getränken, indem sie sich auf die Beobachtung dessen stützten, was in der Natur geschieht und gedeiht. Wie wir noch sehen werden, haben seit damals die Ernährung und das Verhältnis zur Nahrung immer eine wichtige Rolle in der traditionellen tibetischen Medizin gespielt. Durch Naturbeobachtungen und das Studium des Verhaltens verschiedenster Tiere haben die Menschen gelernt, sich mittels Anwendung von speziellen Kräutern und Pflanzen zu heilen. Beispielsweise gibt es in Tibet einige Schlangen, die in der Lage sind, ihre Wunden mithilfe eines besonderen Krautes zu heilen, das die Eigenschaft besitzt, Wunden zu schließen und Narben zu bilden. Ebenso können Vögel ihre Eier fertig ausbrüten, auch wenn deren Schalen Risse aufweisen. Dies gelingt ihnen, indem sie über die Risse eine bestimmte Substanz auftragen, die sie in ihrer Umgebung finden.

Bereits die alten Tibeter haben verschiedene Wirkungen von Heilpflanzen entdeckt, die heute Teil des amtlichen tibetischen Arzneibuches sind. Parallel dazu erkannten sie die heilenden Kräfte der unterschiedlichen Thermalquellen, die in der Region vorkommen. In vielen Fällen wurde im alten Tibet die Anwendung von Kräutern mit Thermalbädern kombiniert. Dennoch kann der Ursprung der tibetischen Medizin nicht allein auf die Beobachtung der Natur und der Umwelt zurückgeführt werden. Auch auf die Entdeckung der dem Menschen innewohnenden Energie und deren vorrangige Bedeutung legten die alten Tibeter großen Wert. Gerade hier liegt der wesentliche Unterschied zwischen der traditionellen tibetischen Medizin und der im Vergleich dazu sehr jungen westlichen Medizin. In der traditionellen tibetischen Medizin (TM) wird der Mensch nicht nur im Hinblick auf seine physische Dimension betrachtet, sondern vor allem in seiner energetischen und mentalen Dimension gesehen, während im Westen zunächst nur der körperliche Aspekt anerkannt und untersucht wird. Auch das komplexe Zusammenspiel zwischen den verschiedenen Organen findet in der westlichen Medizin im Allgemeinen keine große Beachtung. Die Entdeckung und Beobachtung einer zirkulierenden Energie im menschlichen (und tierischen) Organismus stammt in erster Linie aus Erfahrungen und visionärer Schau, die die Yogis während ihrer Meditationspraxis erhielten. So ist z. B. ein tibetischer Meister in der Lage, nur durch bloße Betrachtung eines Menschen dessen komplette Blutzirkulation zu sehen und zu beschreiben. Diese Fähigkeit erreichte er durch ein bestimmtes Mantra, welches mit der tibetischen Silbe Ra – dem Symbol für Feuer – in Zusammenhang steht. Für die Tibeter ist es unumstritten, dass die frühesten Ursprünge der TM einerseits auf Naturbeobachtungen zurückgehen, andererseits auf tiefgründige Meditationserfahrungen verwirklichter Yogis (Ngakpas), die den Menschen dazu führten, die energetische Dimension des eigenen Zustandes zu entdecken und zu begreifen. Der älteste Text der traditionellen tibetischen Medizin stammt aus der Zeit um 1900 v. Chr. Dieser Text wird dem Sohn eines großen Meisters der Bön-Tradition zugeschrieben. Dort sind alle grundsätzlichen Prinzipien der traditionellen tibetischen Medizin aufgeführt, ein Beweis der vollkommen bodenständigen Tradition dieser antiken Heilkunst.

Im sechsten Jahrhundert verfasste Dr. Galen eine der ersten Studien über chirurgische Techniken. Durch ihn und seine drei Söhne etablierte sich bald ein umfassendes medizinisches Vokabular in weiten Teilen Tibets.

Im achten Jahrhundert überarbeitete und erweiterte Dr. Yuthok Yongten Gonpo das BUM SHI, wonach diesem der Name GYU SHI gegeben wurde, die »Vier Tantras« der tibetischen Medizin. Ihm ist auch die Errichtung von Krankenhäusern und Schulen zu verdanken, die Studientitel verschiedener Grade vergaben. Traditionell dauerte die Ausbildung zum tibetischen Arzt zehn bis zwölf Jahre. Zu jener Zeit lebte auch die erste Ärztin, die als große Praktizierende (Yogini, Ngakma) bekannt wurde.

Im neunten Jahrhundert schrieb ein anderer Arzt, Experte für infektiöse Krankheiten, die zwei berühmtesten Bücher zu diesem Thema.

Im zehnten Jahrhundert wurden ayurvedische Texte ins Tibetische übersetzt und berücksichtigt.

Im elften Jahrhundert lebte der erste Pathologe, der anhand verschiedener Autopsien Forschungen über Magengeschwüre und deren Behandlungsmöglichkeiten betrieb.

Im zwölften Jahrhundert lebte und arbeitete Yuthok Yongten Gonpo der Jüngere, der weitere Veränderungen am GYU

SHI vornahm, dem wichtigsten Studientext, der noch heute in den Universitäten verwendet wird. Yuthok der Jüngere wird als der Vater der tibetischen Medizin angesehen und gilt als Verkörperung des Medizin-Buddhas. Auf ihn geht das Yuthok Nyin-thig zurück, eine wesentliche spirituelle Praxis, die sich in erster Linie an Ärzte richtet, die ihre Heilungsfähigkeit verstärken und verbessern möchten. Ihre Kenntnis und Verbreitung wurde über viele Jahrhunderte bis auf den heutigen Tag überliefert, auch wenn diese Praxis mittlerweile in einigen Schulen für traditionelle tibetische Medizin leider nicht mehr als integraler Bestandteil der medizinischen Materie betrachtet und deshalb nicht mehr angewendet wird. Dies sind unter anderem das Wissensgebiet des Mantraheilens und einige geheimgehaltene Praktiken des tantrischen Vajrayana (Mantra-Yoga).

Im dreizehnten Jahrhundert wurde ein Traktat verfasst, das ästhetische Kuren beschreibt. Insbesondere sind dort Anweisungen zur Behandlung von Falten, grauem Haar und der Haut im Allgemeinen zu finden.

Im vierzehnten und fünfzehnten Jahrhundert gründeten die Doktoren Janpa Trakzang und Zurkhar Dorje zwei Schulen mit den Namen JANG und ZUR. Diese waren von grundlegender Bedeutung für die Verbreitung des Wissens der traditionellen tibetischen Medizin.

Im siebzehnten Jahrhundert gründete Sangye Gyatso, der Minister des fünften Dalai-Lama, in Lhasa auf dem Hügel von Chagpori eine der bedeutendsten medizinischen Schulen. Ihm verdanken wir die 76 Thankas der tibetischen

Medizin und die Abhandlung des Blauen Berylls, dem Kommentar zu den vier Medizin-Tantras. Leider wurde das Chagpori (Medizin-Kloster), das eine der wichtigsten Bibliotheken Tibets hütete, im Verlauf der Kulturrevolution vollkommen zerstört.

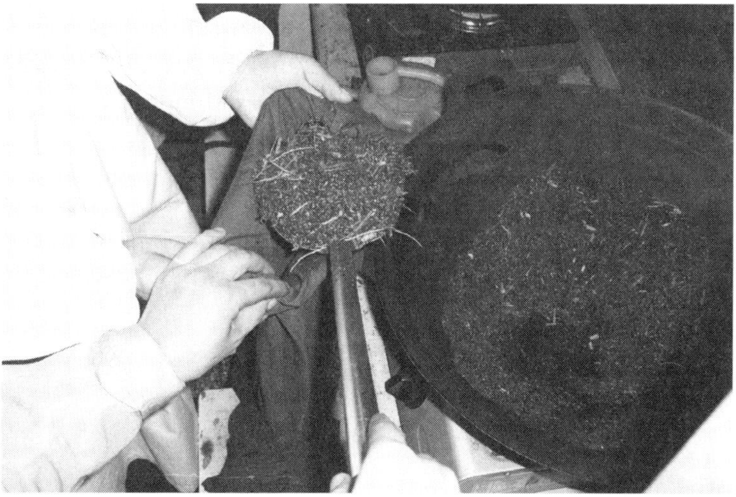

Kräuteranwendung in der tibetischen Medizin

Als ich das erste Mal Lhasa betrat, hatte ich keine Kenntnis von der Zerstörung des Chagpori. Meine Enttäuschung war groß, als ich auf dem großen Hügel gegenüber dem Potala anstatt eines Medizin-Klosters eine Antennenanlage vorfand.

Im achtzehnten Jahrhundert wurde ein wichtiges Buch über den Gebrauch von Heilpflanzen und Mineralien verfasst, das gut dreitausend verschiedene Pflanzentypen und Heilmittel beschreibt. Dieser Text stellt bis heute die Basis der gesamten Pharmazeutik innerhalb der tibetischen Medizin dar.

Im neunzehnten Jahrhundert wurden weitere Texte über die Heilung durch Mantras verfasst.

Im zwanzigsten Jahrhundert erregten zwei Ärzte großes Aufsehen. Der eine führte ein Studium ein, das die tibetische Astrologie und Medizin miteinander verbindet, der andere wurde zum Leibarzt des Dalai-Lama.

Der Medizinbaum

Das gesamte Spektrum der tibetischen Medizin wird in den drei sogenannten Bäumen grafisch dargestellt. Diese Bäume finden sich in den ersten drei Thangkas des Medizin-Tantra. Sie stellen eine komplette Zusammenfassung der theoretischen Grundlagen innerhalb der gesamten tibetischen Medizin dar.

Der erste Baum mit zwei Stämmen

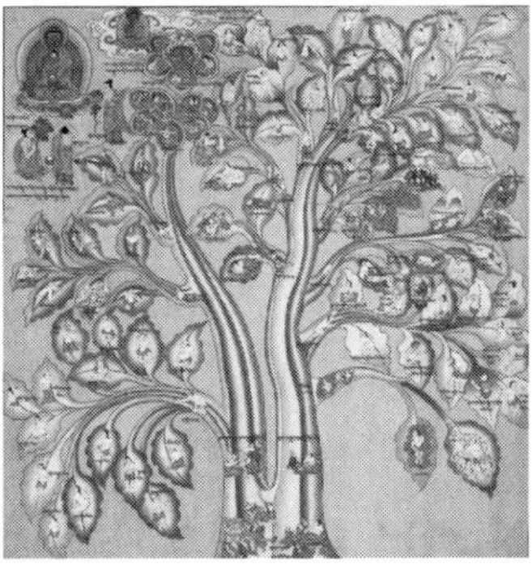

1.
Der Stamm der intakten Physiologie, der die Beschreibung der fünfzehn Hauptenergien, der sieben physischen Bestandteile und der drei Ausscheidungen umfasst, die im Inneren unseres Körpers präsent sind. Wenn sich alle diese Elemente miteinander im Gleichgewicht befinden, befindet sich unser Organismus in vollkommener Gesundheit.

2.
Der Stamm der pathologischen Veränderungen, in dem die primären Ursachen der Krankheiten abgebildet sind, die aufgrund störender und negativer Emotionen entstehen. Ebenso zeigt er die sekundären Ursachen, die mit den Jahreszeiten, der Ernährung und den Verhaltensweisen zusam-

menhängen, sowie die Zonen, in denen die Krankheiten auftauchen, die Hauptlokalitäten der Energien, die Wege, über die sie sich verbreiten, usw.

Der zweite Baum, der Baum der Diagnose, mit drei Stämmen

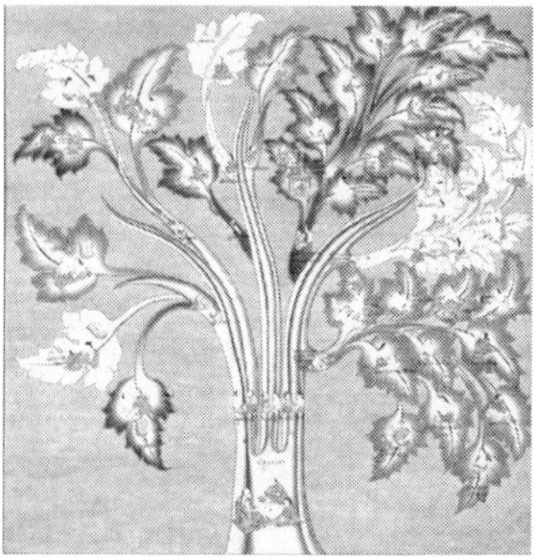

1.
Der Stamm der Beobachtung, wobei die Untersuchung des Urins wichtigster Faktor ist.

2.
Der Stamm des Abtastens, wobei die sogenannte Pulsdiagnose wichtigster Aspekt ist.

3.
Die mündliche Befragung des Patienten, mit der seine Ernährungs- und Verhaltensgewohnheiten festgestellt werden. Es werden das Auftreten von Symptomen und andere Informationen erfragt, wodurch das Erstellen einer umfassenden und korrekten Diagnose möglich wird.

Der dritte Baum, der Baum der Behandlungsmethoden, mit vier Stämmen

1.
Der erste Stamm stellt die verschiedenen Formen von Ernährung (Diäten) dar.

2.
Der zweite Stamm stellt die ideale Lebensweise (Verhalten) dar.

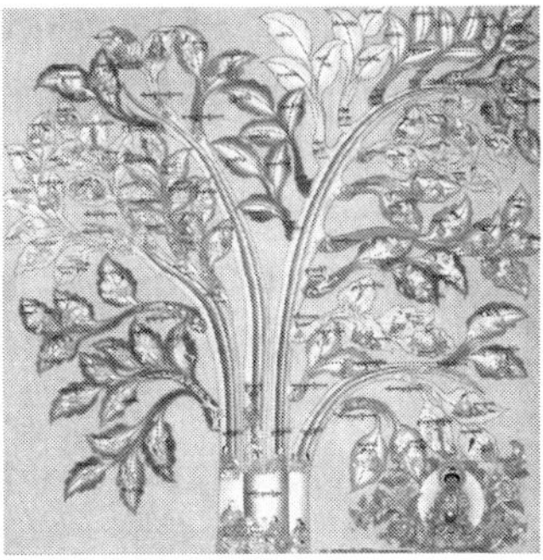

3.
Der dritte Stamm zeigt die verschiedenen Arzneimittel auf, die auf Pflanzenbasis, aus tierischen oder mineralischen Substanzen hergestellt werden.

4.
Der vierte Stamm umfasst schließlich alle äußerlichen Therapien, von denen Massage, Moxa, Bäder, Anwendung warmer oder kalter Kompressen und Aderlass die wichtigsten sind. Hier findet sich auch das Mantraheilen wieder. Ohne die Anwendung von Ton und Schwingung, die durch ein Mantra entstehen, war den alten Medizinern Heilung unvorstellbar.

Bei jeder Form von Erkrankung wird in der tibetischen Medizin nicht allein die Symptomatik in Betracht gezogen. Vielmehr wird das Verhältnis zwischen Geist und Körper und in diesem Zusammenhang auch die Harmonie bzw. Disharmonie zwischen den fünf Elementen Raum (Akasha/Ae), Luft (Yam), Feuer (Ram), Wasser (Bam) und Erde (Lam) beobachtet.

Nach buddhistischer Anschauung – mit der die tibetische Medizin untrennbar verbunden ist – wird das Verhältnis zwischen Körper und Geist ausdrücklich durch das Zusammenspiel der fünf Elemente, die bereits im Bewusstsein jedes fühlenden Wesens existieren, bestimmt. Die unterschiedlichen Elementefarben haben Wirkung auf den feinstofflichen Körper, während die Elemente bezüglich ihrer physischen Eigenschaften wie Hitze, Kälte, Feuchtigkeit, Schwere usw. auf grobstofflicher Ebene den physischen Körper bilden und beeinflussen. Mit den fünf Elementen sind ebenfalls die negativen Emotionen verbunden, die im Buddhismus u. a. mit Zorn, Hass, Gier, Neid und Eifersucht sowie Unwissenheit und Stolz beschrieben werden. Die Kombination der fünf Elemente führt zu den in der tibetischen Medizin unterschiedenen drei Energien, die, wenn sie untereinander im Ungleichgewicht sind, die Entstehung von Krankheit bewirken. Diese drei Energien sind Lung, Tripa und Badkan (siehe Tabelle auf der nächsten Seite).

Ebenso wie wir den Schatten des Adlers, der in der Höhe fliegt, nicht wahrnehmen und ihn erst sehen, wenn er absteigt, so hat auch die Krankheit, die sich körperlich manifestiert, immer einen scheinbar unsichtbaren Ursprung auf der energetischen und mentalen Ebene. Aus den drei Energien manifestieren sich die grobstofflichen Krankheiten, auf die wir mit äußeren Mitteln einwirken. Die feinstoffliche Krankheit können wir vom Inneren her heilen, zum Beispiel durch Meditation.

Chronische Krankheiten haben meist einen weiter zurückliegenden Ursprung, und wenn sich die Symptome zeigen, ist es oft zu spät, wirkungsvoll einzugreifen. Die Ursache der Krankheit besteht in einem Ungleichgewicht der Elemente, das anfangs nur schwer wahrzunehmen ist und dann mit der Zeit immer grobstofflicher wird und sich schließlich

Eigenschaften	Lung	Tripa	Badkan
körperliche Statur	klein, mager, gekrümmt	mittlere Statur, aufrecht, leicht schwitzend	füllig, neigt zu Verstopfung, aufrecht, Brust nach vorn
Haut	dunkel, trocken	gelblich	hell
Gelenke	hervorstehend, leicht knackend	normal	nicht hervorstehend
Geschmacksvorliebe	süß, sauer, bitter	süß, bitter, kalte Getränke	pikant, sauer
Verhalten	kämpferisch, singt und tanzt gern, sexuell aktiv, starke Wünsche	sportlich, arrogant	ruhig und entspannt
Schlaf	leicht, schläft wenig, schlechte Träume	normal, wacht manchmal mitten in der Nacht auf, hat klare Träume	tief, schläft viel
Tier	Geier, Rabe, Fuchs	Tiger, Affe	Elefant

in Form von Krankheit manifestiert. Der Ursprung aller Krankheiten liegt in der Ignoranz, die als fehlendes Wissen verstanden wird. Daraus lässt sich ein emotiv-energetisches Ungleichgewicht ableiten, das das physische Symptom einer Krankheit hervorruft.

Gesundheit ist das Zusammenspiel der Harmonie der Elemente miteinander. Diese Elementeharmonie setzt auch geistig-mentale Zufriedenheit voraus. In der tibetischen Medizin wird zwischen zwei Arten von Zufriedenheit unterschieden:

1.
Die aus den Sinnen stammende Zufriedenheit, die flüchtigen, vorübergehenden Charakters ist und letztlich auch negative Folgen haben kann.

2.
Die aus dem Bewusstsein, dem Geiste entstammende Zufriedenheit.

Letztere ist eine positive Zufriedenheit, denn sie entstammt einem ausgeglichenen und entspannten Geist, der nicht von störenden Emotionen abgelenkt ist.

Der Schlüssel zu körperlichem Wohlbefinden ist folglich eine geistig-mentale Ausgeglichenheit, die jenseits von banaler Sinnbefriedigung liegt.

Kosmologie und Heilung

Die fünf Elemente durchdringen sowohl die äußere Dimension, das Universum, in dem wir leben, als auch die innere Dimension unseres Körpers.

Das erste Element, das äußerlich wie innerlich existiert, ist der Raum; ohne ihn können die anderen Elemente nicht entstehen, denn der Raum ist die Grundlage aller Manifestationen. Der Raum ist keine leere Größe, in ihm existiert eine subtile Bewegung, wie eine Energieschwingung. Diese Schwingung wird vom Element Wind verkörpert – immer in Bewegung. Die Bewegung des Windes geschieht in alle Richtungen: von oben nach unten, von Ost nach West usw. Diese sich überkreuzende Bewegung erzeugt Reibung, und von hier aus entwickelt sich die Energie des Feuers, das Wärme repräsentiert.

Die drei Elemente Raum, Wind und Feuer, miteinander kombiniert, erzeugen Dampf. Aufgrund der Kondensierung des Dampfes entsteht das Element Wasser. Dann bildet sich aus Wind, Feuer und Wasser das Element Erde. Es ist so, als würden wir Salzwasser für sehr lange Zeit kochen lassen: Wenn das Wasser verdunstet ist, bleibt eine Salzkruste zurück. Es entwickelt sich demnach das eine Element aus dem anderen: aus dem Raum die Luft (Wind), dann das Feuer, das Wasser und die Erde. Entsprechend der Entstehung des Universums bildet sich auch der menschliche Körper.

Im Mutterleib ist das erste Element, das sich im Fötus entwickelt, die Energie des Lung, die Energie des Windes. Das zweite Element ist die Energie des Feuers, die sich in Tripa (Galle) transformiert. Wasser und Erde ergeben den

Ursprung für die Energie Badkan (Schleim) im Körperinnern.

In Bezug auf das Mantra weiß man in Tibet, dass zu Beginn allen Lebens Schwingung existiert. Diese Schwingung erzeugt Töne und Farben. Nistet sich menschliches Leben im Mutterleib ein, so beginnt dieses mit den Mantralauten A und Ham. Diese Klänge stehen für die männliche und die weibliche Energie. Das neue Leben besetzt über und durch den geheimen Mantralaut vier Fingerbreit unter dem Bauchnabel die Gebärmutter.

Festes Organ	Hohlorgan	Sinnesorgan	Element/Farbe
Lungen	Dickdarm	Nase	Luft/Grün
Herz	Dünndarm	Zunge	Raum/Blau
Milz	Magen	Lippen	Erde/Gelb
Leber	Galle	Augen	Feuer/Rot
linke Niere	Geschlechtsorgane	linkes Ohr	Wasser/Weiß
rechte Niere	Blase	rechtes Ohr	Wasser/Weiß

Die Elemente im Körper

Die Windenergie befindet sich im Beckenbereich, wo sie eine stützende Funktion übernimmt. Sie erlaubt dem Organismus, eine aufrechte Position einzunehmen. Die Energie der Galle befindet sich im Rumpf und im zentralen Brustbereich, es ist die Wärme des Stoffwechsels, die die Verwertung der Nahrung ermöglicht. Überwiegend im Kopf befinden sich die Elemente Wasser und Erde, deren Kombination zur Energie des Schleims führt. Diese beiden Elemente geben über das Nervensystem Stabilität und Zusammenhalt für den ganzen Körper.

Elemente und die Psyche

Eine zweite Einteilung der Elemente ist deren Zuordnung zu den Emotionen, auch Hauptleidenschaften genannt. Die drei Energien Lung, Tripa und Badkan stehen mit den Emotionen unmittelbar in Verbindung.

Anhaftung und Begierde stehen in Verbindung mit dem Wind und manifestieren sich in erster Linie im Beckenbereich.

Zorn und Wut stehen in Verbindung mit der Galle und manifestieren sich hauptsächlich im mittleren Bereich des Körpers.

Ignoranz bzw. Unwissenheit und Unverständnis stehen in Verbindung mit Schleim und manifestieren sich besonders im Bereich des Kopfes.

Wenn wir beispielsweise nicht in der Lage sind, etwas intellektuell zu begreifen, so ordnen wir diese Empfindung der Kopfebene zu, in der sich der Sitz von Badkan (Schleim) befindet. Badkan steht also in Verbindung mit der Ignoranz. In der westlichen Mystik wird dem menschlichen Bewusstsein das Element Erde zugeordnet. Hier, wie auch an allen anderen Beispielen, sehen wir eine konkrete Überschneidung und Übereinstimmung der ursprünglichen westlichen Geisteslehren mit denen des Himalayas.

Entsteht im Menschen Wut oder Zorn, so empfindet er diese Gefühle in der Brust und im Solarplexus. Deshalb wird Wut und Zorn der Energie Tripa (Galle) zugeordnet, es sind also Wirkungen des Feuerelements.

Die Begierde, Anhaftung, speziell die sexuelle, wird im Beckenbereich erlebt und ist eine Unreinheit bzw. ein Ungleichgewicht des Luftelements, tibetisch: Wind.

Wer die Macht der geheimen Mantras in sich trägt, ist in der Lage, das Ungleichgewicht zwischen den Elementen sowohl auf geistig-seelischer Ebene als auch auf physischer Ebene auszugleichen und zu stabilisieren. Meiner Meinung nach kann man das sehr gut mit der Wirkung von Schwingung in der Homöopathie, insbesondere in der Wirkung von sogenannten Hochpotenzen vergleichen. Selbst die unmittelbare Umwelt kann augenblicklich durch ein Mantra wirken. In zahllosen Beobachtungen konnten wir Veränderung in der Umgebung feststellen, während ein Mantra rezitiert wurde. Beispielsweise verbesserte sich das Wetter, wilde Tiere wurden plötzlich zutraulich, oder schreiende Babys begannen augenblicklich zu la-

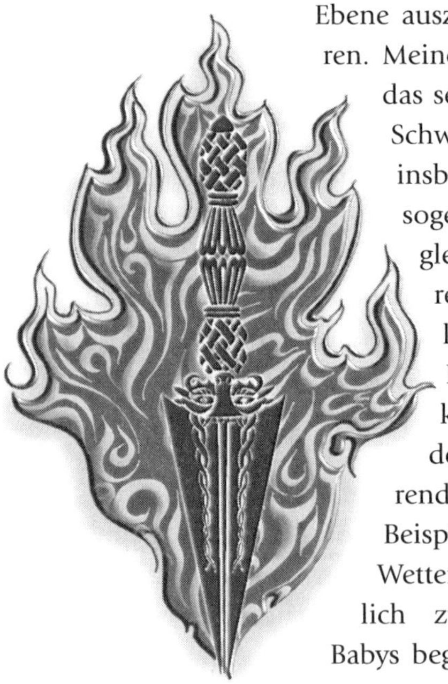

chen, sobald die ersten Silben eines entsprechenden Mantras ausgesprochen wurden. Selbst klaffende und blutende Wunden können sich augenblicklich beruhigen, sofern das entsprechende Mantra gesprochen oder nur in Gedanken wiederholt wird. Erinnern wir uns an die ersten Worte der Genesis (Altes Testament), die da lauten: Im Anfang war das Wort. Ein Mantra ist ein Wort, es ist Schwingung, Ton und Farbe!

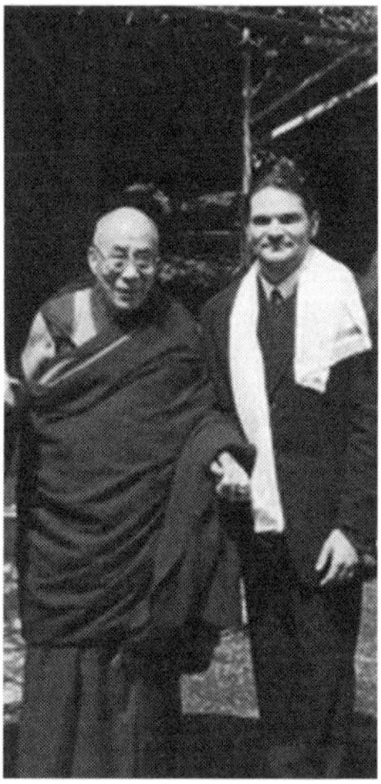

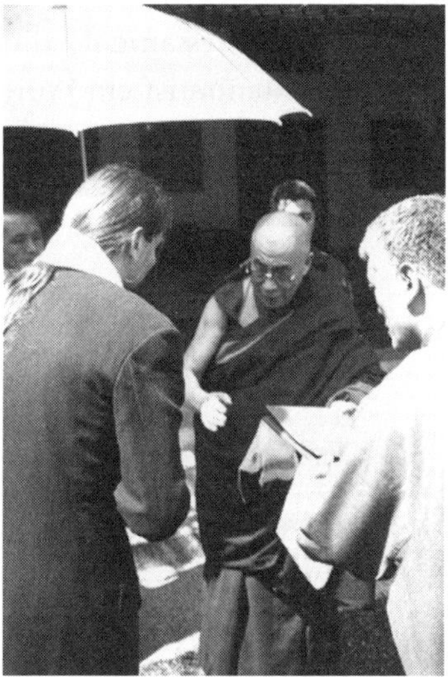

Seine Heiligkeit der Dalai Lama und der Autor

Schicksal, Krankheit und das Wirken von Karma

Karma ist das Zusammenspiel von Ursache und Wirkung. Dieses Wirken ist nicht nur im Buddhismus bekannt, sondern wird auch in vielen christlichen Urtexten beschrieben. Trotzdem scheint das Karma eines der im Westen am meisten missverstandenen Lebensgesetze zu sein. Um das eigene Leben und seine Umstände verstehen und akzeptieren zu lernen, ist es unumgänglich, sich einmal näher mit dem sogenannten Karma zu beschäftigen.

Karma und das sich daraus bildende Schicksal können in seiner tiefen Bedeutung und Wirkungsweise erst dann verstanden werden, wenn wir die Möglichkeit der Wiedergeburt über viele Zeitalter hinweg als gegebene Tatsache akzeptieren. Obwohl die Existenz unseres physischen Körpers nur von kurzer Dauer und dazu bestimmt ist, zu vergehen, endet doch nicht alles mit dem Tod. Auch über den Tod hinaus sind wir gezwungen, all jene Wirkungen, die sich im Laufe unzähliger Verkörperungen angesammelt haben, auf uns zu nehmen. Ich zitiere aus dem Sanskrit-Lexikon:

Karma, *Sanskrit; Tat, Handlung, Aktivität; Karma kann verstanden werden als: 1. eine geistige oder körperliche Handlung; 2. Konsequenz einer geistigen oder körperlichen Handlung; 3. die Summe allen Tuns eines Individuums in diesem oder in vorangegangenen Leben; 4. die Kette von Ursachen und Wirkungen in der moralischen Welt; 5. rituelles Handeln.*

Das Gesetz des Karmas gehört zu den Fundamenten verschiedener Traditionsströme, die auf indischem Boden entstanden sind, und findet sich in ähnlicher Form in vielen anderen Religionen, denen es um die ethische Verantwortlichkeit des Menschen für sein Tun geht. In der Kombination mit dem Reinkarnationskonzept versucht es zu erklären, warum Menschen in unterschiedliche Lebenssituationen kommen. Krankheit und Leid sind in diesem Zusammenhang Aufgaben der Reifung, die sich eine Seele gestellt hat, um den Weg zu Gott zurück zu finden. Oft wird das Prinzip des Karmas als eine Schicksalsgläubigkeit missverstanden. Tatsächlich meint es aber, dass der Mensch die vollständige Verantwortung für sein Tun hat und somit die Freiheit besitzt, wenn nötig, einen neuen Weg einzuschlagen. Die spirituelle Entwicklung beinhaltet die Loslösung vom Konzept des Karmas, der Befreite handelt zwar auch, tut dies aber nicht mehr aufgrund individueller Motive und wird deshalb durch seine Handlungen nicht mehr gebunden. Man unterscheidet drei Arten von Karma:

- agamikarma (das herankommende, zukünftige Karma),
- prarabdhakarma (das aktivierte Karma, die Wirkung von Handlungen aus früheren Leben);
- sancitakarma (angesammeltes, aufgehäuftes Karma); die angesammelten Charaktertendenzen – Samskaras – die ein Mensch in vergangenen Leben geschaffen hat und die darauf warten, sich in einem zukünftigen Leben auszuwirken. Im gegenwärtigen Leben ist das sancitakarma nicht aktiv, sondern in einem »Samenzustand«. Durch spirituelle Praxis können diese Samen beeinflusst und somit ihrer Wirksamkeit beraubt werden.

In der Rajavadaka-Sutra erklärte Buddha Sakyamuni:

Ist eines Königs Zeit gekommen, die Welt zu verlassen,
werden ihm weder sein Reichtum
noch seine Freunde und Familie folgen.
Wo auch immer du bist, wohin auch immer du gehst,
Karma folgt dir wie dein Schatten.

Das Wirken von Karma kann sowohl negativ als auch positiv sein, man spricht auch von positivem und negativem Karma.

Wenn meine eigenen Handlungen im Allgemeinen das Potenzial entfalten, vorhandenes Leid in meiner Umwelt zu lindern oder gar zu vermeiden oder aufzulösen, dann schaffe ich mir selbst durch das sogenannte »Ansammeln von guten Taten« eigenes positives Karma. Im umgekehrten Falle verhält sich das Gesetz von Ursache und Wirkung – Kausalgesetz – ebenso konsequent: Entfalten meine Handlungen das Potenzial, Leid zu verursachen oder bestehendes Leid zu verstärken, so erfahre ich nach demselben, eigentlich physikalischen Gesetz deren Wirkung ebenfalls am eigenen Leibe. Wann sich diese karmischen Auswirkungen bemerkbar machen und sichtbar werden, liegt an der jeweiligen emotionalen Stärke des Menschen und an der Menge bzw. der Häufigkeit von ihm verübter, einander ähnelnder Verhaltensweisen.

In der Physik und der Chemie können wir beobachten, dass sich zwei gegensätzlich wirkende Kräfte oder Substanzen bei deren Berührung oder Vermischung neutralisieren können. Als einfaches Beispiel sei hier das Vermengen einer Säure und einer Lauge genannt, oder auch das Vermischen von heißem und kaltem Wasser in jeweils gleichem Verhältnis.

Diesem Prinzip folgend, kann »angesammeltes gutes Karma« durch erneute negative Handlungen aufgebraucht – aber auch, umgekehrt, »angesammeltes negatives Karma« durch positive Handlungen entschärft werden.

Jesus Christus verstand diese Gesetzmäßigkeit auch, was man aus folgenden Worten seiner Rede auf dem Ölberg (Mt. 5,38–42) erschließen kann:

»… Ihr habt gehört, dass gesagt worden ist: Auge um Auge und Zahn für Zahn.
Ich aber sage euch: Leistet dem, der euch etwas Böses antut, keinen Widerstand, sondern wenn dich einer auf die rechte Wange schlägt, dann halte ihm auch die andere hin.
Und wenn dich einer vor Gericht bringen will, um dir das Hemd wegzunehmen, dann laß ihm auch den Mantel.
Und wenn dich einer zwingen will, eine Meile mit ihm zu gehen, dann gehe zwei mit ihm.
Wer dich bittet, dem gib, und wer von dir borgen will, den weise nicht ab …«

Gerade im Sutra-Buddhismus liegt der Schwerpunkt der religiösen Lehren in der Einhaltung von strengen Verhaltensregeln. Man nimmt sogar an, dass diese Regeln eigentlich nur in klösterlichem Leben eingehalten werden können, da die äußere Welt zu viele Ablenkungen und Leidenschaften birgt, die das Vermeiden von negativen Handlungen nahezu unmöglich machen. Die Einhaltung dieser religiösen Regeln soll dazu dienen, so viele gute, positive und altruistische Handlungen anzusammeln wie nur irgend möglich. So kann man sich einerseits besserer zukünftiger Inkarnationen (Verkörperungen) erfreuen und andererseits dem Ziel, eigene Buddhaschaft (Erleuchtung) zu erreichen, näher kommen.

Im Tantra-Buddhismus wird das oben Geschilderte relativiert. Man geht davon aus, dass – ähnlich dem Gedanken der Alchimie – durch bestimmte Methoden, Unedles in Edles umgewandelt werden kann. So beschränkt man sich nicht ausschließlich auf die Möglichkeit des Ausgleiches durch Ansammlung guter Taten. Daher werden im Tantra-Buddhismus negative Charaktereigenschaften nicht unbedingt negiert; sie werden vielmehr ganz bewusst genutzt und kanalisiert. Im Westen wurden tantrische Anschauungen über die Umwandlung von sexueller Energie in spirituelle Energie bekannt. Dieses Beispiel allerdings stellt nur einen sehr kleinen Ausschnitt der umfangreichen und zum Teil sehr komplizierten tantrischen Anweisungen dar.

Im Ati-Yoga, der Essenz aller Lehren, geht man davon aus, dass alles an sich perfekt ist. Auch der Mensch selbst muss nicht erst zu spiritueller Größe heranreifen, denn er besitzt diese Gabe bereits in vollem Umfang (siehe Christus: »Ich und der Vater sind eins.«). Lediglich die durch das Karma verursachte, begrenzte Sichtweise des verkörperten Menschen erweckt den Trugschluss, dass Dinge und Situationen existieren, die nicht vollkommen sind. Diese begrenzte Sichtweise veranlasst uns Menschen dann, leidvoll zu urteilen und zu handeln, was uns noch mehr ans Rad der Wiedergeburten bindet – also neues hinderliches Karma schafft. So ist der Ati-Praktizierende bemüht, seinen sogenannten ursprünglichen (reinen, von Konzepten freien) Zustand zu erkennen, um sich dann tatsächlich vom sich immer drehenden Rad des Karmas und der Wiederverkörperungen zu lösen. Dieser Zustand (tibetisch: Rigpa) stellt die erreichte Buddhaschaft dar. Im Westen würden wir denselben Zustand als Christus (hebräisch: Messiah, sanskrit: Buddha, tibetisch: Sangye, der Gereinigte) bezeichnen.

Weiter erklärt Jesus das Gesetz des Karmas in seiner Bergpredigt (Mt. 5,43–48):

»Ihr habt gehört, dass gesagt worden ist: Du sollst deinen Nächsten lieben und deinen Feind hassen.
Ich aber sage euch: Liebt eure Feinde und betet für die, die euch verfolgen, damit ihr Söhne eures Vaters im Himmel werdet; denn er lässt seine Sonne aufgehen über Bösen und Guten, und er lässt regnen über Gerechte und Ungerechte.
Wenn ihr nämlich nur die liebt, die euch lieben, welchen Lohn [Anmerkung des Autors: Karma] könnt ihr dafür erwarten? Tun das nicht auch die Zöllner?
Und wenn ihr nur eure Brüder grüßt, was tut ihr damit Besonderes? Tun das nicht auch die Heiden?
Ihr sollt also vollkommen sein, wie es auch euer himmlischer Vater ist.«

Wenn wir unser eigenes tägliches Leben betrachten, werden wir sicherlich leicht feststellen können, dass jede unserer Handlungen eigentlich eine Reaktion auf eine vorausgegangene Situation ist. Und diese aktuellen Handlungen schaffen wiederum Situationen, die zukünftiges Handeln und zukünftige Resultate mit sich bringen. Es existiert nichts wirklich aus sich selbst heraus; alles steht in Abhängigkeit von einer anderen Sache, Situation oder Handlung. Lediglich der Geist, jener König, der alles erschafft, existiert unabhängig von allem, frei von jedweder Kausalität. Dieser

Geist kennt kein persönliches Ich. Er ist der Zustand des Nirvana der Buddhisten, aber auch der »Vater im Himmel« der Christen. Es gibt keinen strafenden Gott, so wie ihn die westlichen Religionen gerne beschreiben. Es gibt aber ein Gesetz von Ursache und Wirkung, das sich innerhalb von sechs verschiedenen sogenannten Daseinsebenen verwirklicht und sich unabdingbar in jeder Sekunde erfüllt.

Diese sechs Daseinsebenen werden von den Weisen des Orients als Bewusstseinszustände beschrieben. Ihre Analogien sind ebenso in biblischen Auslegungen zu finden:

1. Die niedersten Bewusstseinsebenen sind die sogenannten Höllen, wobei man zwischen neun heißen und neun kalten Höllen unterscheidet.
2. Die zweitniederste Bewusstseins- oder Daseinsebene ist die Welt der sogenannten Hungergeister (tibetisch: Preta).
3. Die dritte Daseinsebene ist das Tierreich,
4. dann folgt die Daseinsebene der Menschen,
5. die Daseinsebene der sogenannten Halbgötter, der Titanen (sanskrit: Asuras) und schließlich
6. die Daseinsebene der Gottheiten, der Devas.

Jeder dieser Daseinsebenen können bestimmte Charaktereigenschaften und Temperamente zugeordnet werden, die in entsprechender Wechselwirkung zum Menschen stehen und diesen beeinflussen. Solche Wechselwirkung zwischen dem Menschen, seinem Charakter und den unterschiedlichen sechs Daseinsbereichen binden den Menschen an das Rad des Schicksals, das Karmarad, die Wiedergeburt.

Auch die Bewohner der jeweiligen Daseinsebenen selbst, angefangen bei den Höllenbewohnern bis hin zu den Gottheiten, den Devas, sind an das Rad der Wiedergeburten gebunden, da keine ihrer eigenen Sichtweisen vollkommen ist. Somit ist auch dort jede Erscheinung vergänglich.

Erst wenn wir jede Erscheinung als Spiegelung einer (tatsächlichen) Wahrheit und nicht als die absolute Wahrheit selbst erkennen können, sind wir in der Lage, unseren Geist bewusst über diese sechs Daseinsebenen hinaus auszudehnen und einen nondualen, einen ganzheitlichen Zustand zu erreichen. Wir wissen dann und erkennen selbst, dass wir alles in uns tragen und in Wahrheit nichts außerhalb unseres Selbst existiert – auch kein persönliches Ich.

In der biblischen Schöpfungsgeschichte (Genesis) heißt es: »Gott schuf den Menschen nach seinem Ebenbild.« Und Jesus sprach: »Ich und der Vater sind eins.« Beide Aussagen umschreiben dieselbe Erkenntnis jeweils mit den für die damalige Zuhörerschaft geeigneten Worten und Redewendungen.

Dieser sogenannte ursprüngliche Zustand, der frei von Provokationen und Wechselwirkung der sechs Daseinsebenen ist, kann dann erreicht werden, wenn alle Charaktereigenschaften des Menschen erkannt und ausgeglichen werden und gleichzeitig die Wurzel von Leid entfernt wird. Die Hauptursachen für Leid sind:

- Nichtwissen (um die Gesetze von Weisheit und Karma)
- Anhaftung, Begierde (das Festhalten aufgrund von Verlustangst)
- Wut und Zorn

Der Mensch steht also aufgrund seines Charakters im Einflussbereich dieser sechs Daseinsebenen. Über die Chakren (Energiezentren) korrespondieren diese Daseinsbereiche der samsarischen Welt (Welt des Leidens) mit uns Menschen. Diese Schlüsselpunkte im menschlichen Körper werden in Tibet die »sechs Lokas« genannt. Man praktiziert die »Reinigung der sechs Lokas«, um ungünstige Einflüsse zu unterbinden. Entsprechende Übungen kennen sowohl die Meister der Bön-Tradition als auch die buddhistischen Vajrayana-Praktizierenden.

Ganz konkret ist der Mensch über seine Fußsohlen mit den sogenannten Höllenebenen verbunden. Sobald wir die Emotion von Hass verspüren, gehen wir unbewusst über die Fußchakren in Wechselwirkung mit der niedersten Daseinsebene, den niedersten Regionen des Astralreichs.

Empfinden wir Geiz, Besitzgier usw., so verbinden wir uns über das Wurzelchakra (Beckenboden) mit der Ebene der Pretas. Richtet sich ganz allmählich unser Lebensinhalt dem Streben nach Besitz zu und empfinden wir Unzufriedenheit bei Nichtbesitz, so wird unser Bewusstsein immer mehr in den Bann dieser Daseinsebene gezogen, bis er, im bedauerlichsten Fall, ganz von dieser Ebene und den dort lebenden Wesen beherrscht wird, ohne davon überhaupt eine Ahnung zu haben.

Ganz genauso verhält es sich mit den übrigen Lokas. Das Nabelchakra, vier Fingerbreit unter dem Bauchnabel, korrespondiert mit der sogenannten Tierebene. Dort sind alle instinktiven Empfindungen zugeordnet. Instinkt wird hier mit Ignoranz beschrieben, einer Form von Nichtwissen oder dem Fernsein von Wissen und Bewusstsein. Hier gilt: Je instinktiver und triebhafter sich ein Mensch verhält, desto mehr steht er im Einflussbereich dieser sogenannten Tierebene. Die Menschenebene, die ihren analogen Ort im Herz-Chakra hat, impliziert alle Formen von Empfindung und Charakter, da der Mensch in der Lage ist, alle diese Eigenschaften zu fühlen und auszuleben. Diese Herzmitte ist auch Sitz der persönlichen und universalen Weisheit. Oft wird diese Stelle des Herzens mit dem tibetischen Buchstaben Hung in der Farbe Blau in Verbindung gebracht. Das Hals-Chakra, Sitz der Macht und des persönlichen Ausdrucks, der Rede, wird gewöhnlich mit einem roten A assoziiert. Hier korrespondiert der Mensch über das Gefühl von Eifersucht mit den Asuras, den Halbgöttern, die nicht nur im tibetischen Pantheon zu finden sind, sondern auch im germanischen, griechischen und nicht zuletzt im römischen Götterhimmel. Über das Kopf-Chakra, OM, verbindet sich der Mensch mit den Gottheiten (der Ebene des Kreislaufes von Tod und Wiedergeburt). Es ist das Empfinden von Stolz, das uns zum Straucheln bringen kann und die Ursache für das Durchleben leidvoller Erfahrungen ist.

Übungen wie die Reinigung der sechs Lokas können in diesem Buch leider nicht gezeigt werden, da sie im Allgemeinen einer direkten Übertragung (Einweihung) durch einen Meditationsmeister bedürfen und der Öffentlichkeit gegenüber geheimzuhalten sind. An anderer Stelle werde ich aber eine etwas vereinfachte Übung zur Reinigung dieser sechs Lokas vorstellen, die dem Leser auch ohne Zugehörigkeit einer Übertragungslinie hilfreich sein wird.

Vier Gruppen von Krankheitsursachen

Die alten Weisen Tibets unterteilten alle möglichen Krankheiten in vier große Kategorien, wobei jede dieser vier Kategorien nochmals in 111, manchmal 101, große Untergruppen unterteilt wurde.

Die erste Gruppe von 111 Krankheiten entsteht durch negatives Karma vorheriger Inkarnationen, also durch früher begangene ungünstige Handlungen, Gewohnheiten und Denkweisen.

Die zweite Gruppe von 111 Krankheiten entsteht durch negativen Einfluss – Provokation – von Wesenheiten, wie zum Beispiel den örtlichen Naturwesen, Asuras oder Dämonen.

Krankheiten der dritten Gruppe entstehen durch negative Handlungen im Laufe der jetzigen Inkarnation und machen sich meist erst im Alter eines Menschen bemerkbar. In diese Gruppe fallen auch sogenannte Standortprobleme. Zahlreiche Krankheiten entstehen dadurch, dass wir an problematischen Orten leben. Die meisten Krebsarten beispielsweise finden ihren Auslöser in einer Kombination bestimmter schädlicher Strahlungen. Diese sind oft in Zusammenhang mit dem sogenannten globalen Erdgitternetz zu sehen, welches eine Art elektromagnetisches Feld um den Planeten darstellt, sowie mit modernen Strahlungen wie Elektro- und Funkwellen, welche sich ungünstig auf unser Blut auswirken können.

Die vierte Gruppe von 111 Krankheitskategorien entsteht durch falsche Ernährung, schlechten Umgang mit dem Körper, beispielsweise durch übertriebenen Leistungssport oder, im umgekehrten Fall, durch zu wenig Bewegung.

Je nach Übertragungslinie der Traditionellen Tibetischen Medizin, werden diese vier Gruppen in leichter Abwandlung dargestellt. Inhaltlich sind sie aber identisch.

Von allen erdenklichen Krankheiten sind nur diejenigen der vierten Gruppe durch einen (westlichen) Arzt heilbar und gelten daher als eher leichtere Erkrankungen. Alle anderen Erkrankungen können nur von einem Priesterarzt, einem Schamanen oder Geistheiler, kuriert werden, da ihre Ursachen nicht auf der körperlichen, sondern auf der geistigen Ebene zu suchen sind.

Eine zweite Regel besagt, dass etwa ein Viertel aller Krankheiten von einem Arzt behandelt werden kann, ein Viertel aller Krankheiten aber nur von einem spirituellen Heiler (wie Schamane, Priester und so weiter). Ein weiteres Viertel aller Krankheiten heilt von selbst. Das letzte Viertel hingegen ist durch nichts kurierbar. Diese Krankheiten führen unweigerlich zum Tod, da das Gesetz von Ursache und Wirkung in solchen Fällen nichts anderes zulässt.

In Tibet und den anderen Gebieten des Himalaya gehen die erkrankten Menschen zuerst zum Lama (Priester oder Lehrer) oder zum Schamanen bzw. Ngakpa. Dort bitten sie um Linderung und Heilung. Dieser führt dann im Rahmen seiner Möglichkeiten eine Diagnose durch und beginnt, mittels spezieller Riten und Mantras, die Krankheit zu heilen. Nur wenn der Schamane oder Lama nicht helfen kann, gehen die Menschen zum Schulmediziner, um sich medikamentös behandeln zu lassen. Jene Menschen wählen diesen Weg nicht aus Armut und Einfältigkeit heraus – auch Personen von hohem Stand und Rang teilen diese Weltanschauung und Verhaltensweise.

Das Mantra

In den verschiedensten alten tibetischen Textsammlungen sind viele Erklärungen der Funktionsweisen von Mantras und dem Mantraheilen niedergeschrieben worden. Wirklich tiefgründige und klare Erklärungen zu diesem Thema sind in den Schriften des tibetischen Gelehrten Mipam zu finden. Immer aber hängt es von der verfolgten Absicht und der bestimmten Situation ab, auf welche Weise Mantras verwendet werden. Zur Therapie von Krankheiten oder anderen Störungen können Mantras grundsätzlich für einen selbst, aber auch für andere verwendet werden.

Bedeutung und Funktion des Mantras

Das Wort Mantra stammt nicht aus der tibetischen Sprache, es ist ein Sanskrit-Wort. In der tibetischen Sprache existiert das Wort Ngak mit derselben Bedeutung wie Mantra. Die wirkliche Bedeutung von Mantra ist das Bewahren des Geistes und des Bewusstseins vor Leiden und Krankheit. Hierfür existieren nicht nur eines, sondern eine sehr große Anzahl von Mantras. Allein zum Zweck des Heilens existieren ca. eintausend verschiedene Mantras. Man unterscheidet auch zwischen den »geistigen« Mantras und den »weltlichen« Mantras. Die weltlichen Mantras werden zur Beeinflussung von Geld und Finanzen, zur Förderung von Geschäftserfolg, zur Kontrolle von Wettereinflüssen und anderen nichtspirituellen Zielen verwendet. Auch heute werden die Ngakpas, die tibetischen Yogis, oftmals dafür gerufen und in Verantwortung genommen, den Bauern einen Ernteerfolg zu sichern, Unwetter und Hagelschläge abzuwenden, die Dörfer und Nomadenfamilien vor Krankheit zu bewahren und Plätze zu reinigen und vorzubereiten, an denen religiöse Veranstaltungen und Zeremonien geplant sind. Auch seine Heiligkeit der Dalai-Lama hat einen Ngakpa in seinem unmittelbaren Umfeld, der die Plätze seiner Veranstaltungen im Vorfeld positiv beeinflusst.

Die Funktion von Mantras kann in drei wesentliche Aspekte unterteilt werden.

Der erste Aspekt bezieht sich auf das »Festhalten« von irgendwelchen Dingen oder Glaubenssätzen. In Bezug zu den traditionellen tibetischen Belehrungen ruft man sich in sein Bewusstsein, was man mental festhält, und erkennt dann, dass es nichts festzuhalten gibt. Man lässt also das Problem, die Krankheit, den Glaubenssatz usw. los. Es löst sich dann tatsächlich in nichts auf. Dieses Sich-Befreien von Konzepten ist Teil tiefer tibetisch-buddhistischer Philosophie. Man kann also sagen, dass das Mantra dabei hilft, Hindernisse auf dem Weg zur Selbstverwirklichung loszulassen und Störungen, Krankheit und Leid zu überwinden. Die Wirkung des Mantras bezieht sich nicht nur auf mentale Konzepte und Disharmonien, sondern hat bei der richtigen Anwendung ganz konkrete physische Wirkung – zum Beispiel die Macht, eine schwerwiegende körperliche Krankheit zu heilen.

Der zweite Aspekt der Funktionsweise und Anwendung von Mantras bezieht sich auf das Bewusstsein. Durch das Praktizieren mit einer Gruppe bestimmter Mantras ist es möglich, die eigenen Bewusstseinspotenziale zu steigern und in den sogenannten »Zustand des klaren Geistes« einzutreten.

Der dritte Aspekt ist das sogenannte »geheime Mantra«. Wie der Name schon sagt, wird das geheime Mantra im Stillen, in Momenten der Zurückgezogenheit und im Geheimen praktiziert. Das heißt ganz konkret, dass niemand anders das Mantra hören darf. Die geheimen Mantras werden nur in Gedanken rezitiert. Hinzu kommen dann komplexe Visualisierungstechniken von z. B. tantrischen Gottheiten, Buddhaaspekten, inneren Kanälen und Chakras. Diese dritte Kategorie gehört zu der Klasse der höheren Lehren und erfordert ein jahrelanges konsequentes Üben und Praktizieren des Schülers.

Neben den Mantras, die leise oder laut ausgesprochen oder auf bestimmte Art und Weise mit dem Atem (Pranayama) des Übenden verbunden werden, ist in Tibet auch eine Methode bekannt, in der bestimmte Mantras aufgeschrieben und am Körper getragen werden. Schon allein der von einem Yogi beschriebene Papierstreifen hat seine Wirkung. Diese Mantras werden auch als sogenannte »Körpermantras«, z. B. mit roter Farbe, auf ganz bestimmte Körperstellen aufgetragen. Meist dient diese Praktik zum konkreten Schutz vor Hieb- und Stichwaffen, vor Geistwesen mit negativem Einfluss, vor Krankheit, als Hilfe in der Diplomatie usw.

Bekannt sind auch die sogenannten »Essmantras«. Die Essmantras werden in der Regel auf einen Streifen Reispapier geschrieben und dann nach einer vorgegebenen Regel gefaltet und geschluckt. Andere Mantras werden zum Beispiel zum Schutz eines Kindes an der Wiege angebracht oder zum Schutz eines Hauses über den Türbalken geschrieben oder, um Diebe und Einbrecher fernzuhalten, in der Erde vergraben.

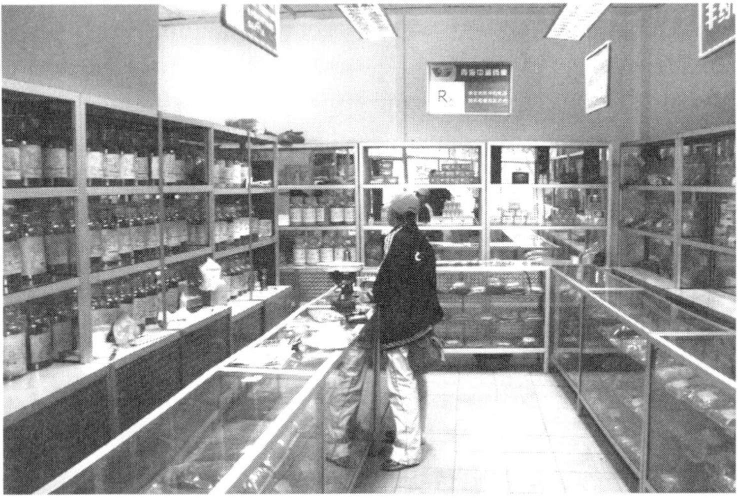

Tibetische Apotheke

Ganz typisch für die Ngakpa-Heiler ist die Methode, Mantrawasser herzustellen. Hierbei rezitiert der Yogi je nach Zielsetzung ein bestimmtes Mantra leise oder laut und bläst das Mantra mit seinem Atem auf eine Flasche mit Wasser, das der Hilfesuchende dann trinkt. In Tibet ist es Sitte, dass die Kranken Wasserflaschen vor die Tür eines Ngakpas stellen, damit dieser das richtige Mantra für den Bittsucher wählt und es mit dem Wasser verbindet. Bei bestimmten hartnäckigen Hauterkrankungen, bei Rheuma, Gicht und Polyarthritis müssen die betroffenen Körperstellen oftmals mit dem präparierten Wasser abgetupft oder gewaschen werden.

In der tibetischen Medizin kennt man die Methode des Auflegens von heißen Steinen. Ein tibetischer Arzt erwärmt Kieselsteine und legt diese dann auf Körperregionen, die schmerzen oder aus anderen Gründen eine Wärmetherapie benötigen. Ein Ngakpa-Heiler wird einen solchen Stein immer auch mit einem Mantra aufgeladen haben, um die Wirkung seiner Behandlung enorm zu erhöhen.

Andere Mantras werden auf Salz geblasen, welches dann gegessen werden kann oder, im Falle von Zahnschmerzen, auf die schmerzende Stelle im Mund gerieben wird. Das Salz ohne eine Mantra-Imprägnierung hat keine der gewünschten Wirkungen. In meiner eigenen Heilpraxis konnte ich beobachten, dass Mantrasalz, gegen Zahnschmerzen angewendet, den Schmerz unmittelbar nach dem Aufbringen verstärkt, dieser dann aber innerhalb weniger Minuten ganz verschwindet. Selbst bei faulen Zähnen, die eigentlich entfernt werden müssten, ist eine unmittelbare Schmerzlinderung möglich.

Beliebt ist auch die Methode, bestimmte Mantras auf Butter zu blasen, welche dann zum Einreiben verwendet wird. Ein Masseur mit entsprechenden Kenntnissen wird natürlich sein Massageöl auf oben genannte Weise energetisch präparieren und somit seinen Erfolg um ein Vielfaches erhöhen.

In einem Land wie Tibet, in dem die Bevölkerung meist sehr einfach und arm ist, in dem noch heute die Nomaden mit ihren Herden umherziehen und nur wenige die ausreichenden finanziellen Mittel haben, zum Arzt in die Stadt zu gehen, werden die Ngakpas in allen erdenklichen Fragen zu Rate gezogen. Natürlich werden sie auch zur Geburtshilfe für Mensch und Vieh herangezogen. So wurden mir

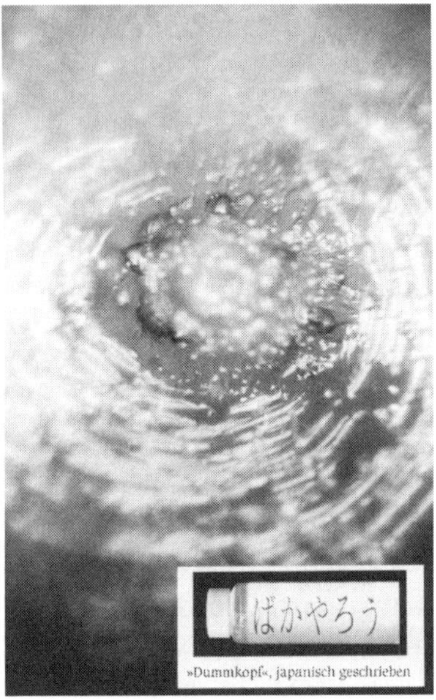

»Dummkopf«, japanisch geschrieben

von meinem Lehrer Mantras übertragen, die zur Geburtenkontrolle angewendet werden, Mantras, die bei ausbleibendem Kindersegen eine Empfängnis begünstigen können oder bei korrekter Anwendung eine Geburt einzuleiten imstande sind. Auch Abtreibungen wären durch Mantrakraft möglich, doch das wird ein Yogi aus ethischen Gründen ablehnen.

Im alten Tibet, das fast ausschließlich von tief religiösen Menschen bevölkert ist, gibt es kaum eine Person, die die Kraft der Mantras anzweifelt. Schließlich gab es in der tibetischen Geschichte viele sogenannte verwirklichte Menschen mit außergewöhnlichen Fähigkeiten. Und auch heute noch sind Yogis bekannt, deren Fähigkeiten einen modernen Naturwissenschaftler dazu brächten, seinem Wissenschaftsglauben abzuschwören. Doch auch in unserem modernen westlichen Zeitalter kennen wir Möglichkeiten, mit denen wir das unsichtbare Wirken von feinstofflichen Energiefeldern sichtbar machen können. Wir kennen die mehr als zweihundert Jahre alte Homöopathie, die mit ihren Hochpotenzen »energetische Information« transportiert. Medizinische Verfahren wie die Bioresonanz (engl. Biofeedback) oder die etwas jüngere Radionik haben das Potenzial, das alte Wissen von Energie, Farbe und Klang besser zu verstehen.

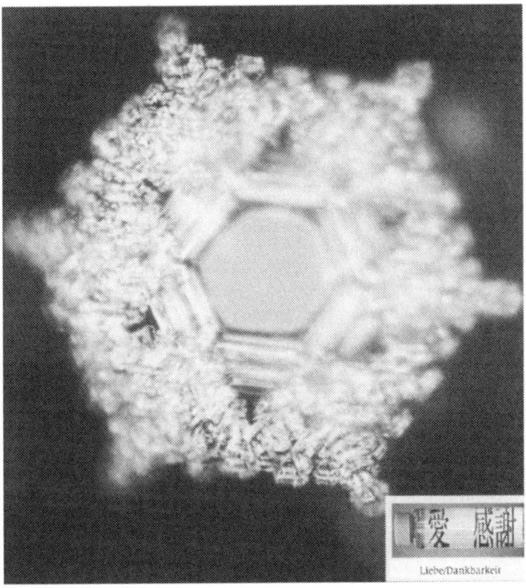

Wirklich großartig sind die Forschungen des japanischen Wissenschaftlers Masaru Emoto,* der mit seinen Fotografien von Wasserkristallen Energiequalitäten sichtbar machte. Gern bediene ich mich seiner wunderbaren Bilder, um z. B. in Vorträgen selbst dem rationalsten Menschen das Wirken von feinstofflichen Energien zu erklären. Emoto beweist, dass Wasser ein Gedächtnis hat und dass jede Form von Tönen (Musik), ja selbst Gedanken, die auf das Wasser projiziert werden, die Struktur des Wassers unmittelbar verändern. Bedenkt man, dass der menschliche Körper überwiegend aus Wasser besteht, und nimmt man sich zu Herzen, dass jeder von uns ausgesandte Gedanke, jede Emotion, die Struktur unseres materiellen Körpers zu verändern imstande ist, wird schnell klar, wie wichtig es ist, auf seine Gedanken und gesprochenen Worte zu achten.

---

* Masaru Emoto: Die Botschaft des Wassers Bd. 1. Isen: KOHA-Verlag, 2002. Bilder auf S. 64 und 65 mit freundlicher Genehmigung des KOHA-Verlages entnommen.

Ermächtigung/Einweihung

Obwohl in Tibet viele spirituelle bzw. tantrische Texte und Mantras öffentlich zugänglich sind, fiel mir die Entscheidung schwer, welche Mantras ich in diesem Buche veröffentlichen kann und inwieweit ich die Geheimhaltung bewahren muss. Kein Tibeter käme auf die Idee, eine Methode oder ein Mantra zu gebrauchen, das er in einem Buch gelesen hat, ohne zuvor die erforderliche Einweihung eines spirituellen Meisters erhalten zu haben. Im Westen ist das aber ganz anders. Viele alte und tiefe Geheimnisse wurden im Westen bereits veröffentlicht. Dies ist einerseits von Vorteil, weil es vielen Menschen, die auf der spirituellen Suche sind, hilft, sich auszurichten. Andererseits entspricht es der aktuellen westlichen Mentalität, alles Mögliche auszuprobieren, ohne zu erkennen, dass meist eine fundierte (persönliche) Führung erforderlich ist, will der Übende nicht auch erhebliche Nachteile durch seine spirituellen oder gar magischen Experimente ernten. Vielen westlichen Menschen fehlt die entsprechende Kenntnis, was oft zu einer gefährlichen Selbstüberschätzung führen kann. Welcher Mensch aus einer modernen zivilisierten Welt nimmt es denn schon auf sich, mehrere Wochen lang schweigend in totaler Finsternis zu sitzen, um sein eigenes »Inneres Licht« hervorzubringen?

Ayu Kandro, die Meisterin meines Dzogchen-Lehrers Chögyal Namkhai Norbu Rinpoche, verbrachte 56 Jahre ihres Lebens in Dunkelheit und starb im Alter von 115 Jahren als vollkommen verwirklichtes (erleuchtetes) Wesen. Im Moment ihres Todes entwickelte sie den sogenannten Regenbogenkörper. Selbst derartige Meditationsmeister, deren konkrete Fähigkeiten jede Vorstellung eines westlich-naturwissenschaftlichen Denkens übertreffen, verzichten nicht darauf, eine Einweihung bei dem Vertreter der entsprechenden Übertragungslinie zu erbitten, bevor sie damit beginnen, die gewählte Methode zu praktizieren.

Aus diesen ganz persönlichen Überlegungen heraus entschied ich mich, eine große Anzahl von Mantras und Methoden zu beschreiben, aber nur einzelne Mantras im vollständigen Wortlaut zu nennen. Der Leser, der ernsthaft daran interessiert ist, die alte Tradition des Mantraheilens zu erlernen, wird keine Mühe scheuen, die erforderlichen Übertragungen von einem authentischen Lehrer zu erbitten. In Deutschland findet der interessierte Leser alle erforderliche Informationen bei:

Ngakpa e. V.
Ngakpa Rangshar Dudjom
Palchen Ling
Schillerstr. 3
77933 Lahr, Deutschland
oder im Internet unter:
http://tibet-lahr.de
info@tibet-lahr.de

Unter Ermächtigung (sanskrit: Abisheka) versteht man im tibetischen Buddhismus eine Einweihung bzw. Kraftübertragung, die ein Meditationsmeister, Lama (Lehrer, sanskrit: Guru*) oder Yogi seinem Schüler erteilt. Dadurch

* Guru: Einer, der uns aus der Dunkelheit ins Licht führt

erhält der Schüler die energetische Voraussetzung dafür, dass er von diesem Zeitpunkt an das Gelernte selbst praktizieren darf. Der einweihende Lehrer stellt seinen Schüler praktisch in die Linie seiner eigenen Meister, die oft viele Jahrhunderte oder gar mehrere tausend Jahre alt ist. Durch eine solche Übertragung und Integration in die Linie der vorausgegangenen Meister kommt der Schüler in einen Kraftstrom, der das Potenzial hat, den Schüler in seiner eigenen Meditationspraxis zu stärken, zu inspirieren und ihn die »Natur seines Geistes« erfahren und kennenlernen zu lassen.

Ohne die korrekte Ermächtigung in den Weisheitsstrom der Übertragungslinie kann der Schüler unter Umständen kleine Teilerfolge mit seinen Übungen erzielen, es wird ihm aber an der Grundkraft und am inspirierenden Weisheitsstrom mangeln, der dafür nötig ist, die sogenannte »Selbstverwirklichung« in seiner Praxis zu erlangen.

Bei der systemischen Familienaufstellung nach Bert Hellinger gelangt man zu der Erfahrung, dass eine intakte Ahnenfolge, die hinter dem Probanten steht, diesen in seine eigene Kraft bringt und stärkend wirkt. Eine geschwächte Ahnenfolge hingegen wirkt in der Art, dass der Proband seine eigene Kraft nicht wahrnehmen kann – er ist in vielen Lebenslagen eher geschwächt. Manche Menschen haben sich aufgrund verschiedener Schicksalsschläge völlig aus der Ahnenlinie bewegt, oder die Linie ist aufgrund von Streitigkeiten und Hass komplett zerstört. Auch hier wird der Betroffene nicht in seine eigene Kraft kommen. Menschen mit großen Geldproblemen – um hier ein konkretes Beispiel zu nennen – stehen oft nicht in der Kraftlinie des Vaters. Der

Vater steht stellvertretend für den Geldfluss, den Reichtum und, analog dazu, zum Erdelement.

Überträgt man nun diese Erkenntnisse auf das »System« der Übertragungslinie, in die der Schüler eingeweiht wird, oder »stellt« man die Übertragungslinie mittels der »Hellinger-Methode«, wird die Bedeutung der tibetischen Übertragung und Ermächtigung deutlich.

Garchen Rinpoche in einer mündlichen Belehrung über Einweihung:

»... Jene, die schon länger mit Buddhadharma vertraut sind, wissen, was ein Abisheka ist. Um es kurz zu sagen: Es ist eine Einführung, die Bestandteil des Vajrayanaweges des Buddhismus ist. Was immer man da zu empfangen trachtet, es sollte mit jener Geisteseinstellung begangen werden, die Bodhicitta genannt wird. Dies ist jener Wunsch, dass alle Lebewesen zu einer dauerhaften Befreiung geführt werden sollten. Es ist der Wunsch, der sich auf das Wohlergehen aller Lebewesen ausrichtet. Und all jene, die den Weg des Buddha gehen, sollten davon beflügelt sein.

Wenn diese Herzenseinstellung einen vorantreibt, dann ist zu erwarten, dass dieser Abisheka ein kraftvoller wird. Gegründet auf Bodhicitta tritt das ein, was Vajrayana den kraftvollen Weg meint.

Weisheitsgottheiten, in die man eingeweiht werden kann, gibt es zahlreiche. Es sind geschickte Mittel im Rahmen der unglaublich vielen Mittel, die der Buddha in seinen verschiedenen Lehrzyklen gelehrt hat. Die gemeinsame Grundlage, dasjenige Prinzip, das all diese geschickten Methoden von Weisheitsgottheiten kennzeichnet, sind jedoch die zwei Arten der edlen Geisteshaltung oder Bodhicitta genannt:

- jene Geisteshaltung, die sich ausrichtet im Allgemeinen Verständnis der Erscheinungsweise dieser Welt,
- und jenes Bodhicitta, das sich an der eigentlichen Wirklichkeit orientiert.

Diese beiden Arten von Bodhicitta durchziehen alle geschickten Mittel des Buddha und sind sozusagen das Fundament, auf dem sich alles weitere Verständnis gründet.

So wie unser Erdboden die Grundlage von allem ist, was darauf entsteht, so ist Bodhicitta in seiner zweifachen Ausprägung (auf die Scheinwelt dieses Lebens und auf die eigentliche Wirklichkeit) das Fundament dafür, dass die weiteren Qualitäten des Buddhaweges erlangt werden.

Im Kern ist hier der Gedanke, dass man nicht zum eigenen Wohl und Nutzen oder Vorteil versucht, dies zu erlangen, sondern es ist uns freigestellt, uns jederzeit zu entscheiden, etwas für andere zu tun. Daraus entsteht das Wohl für alle Lebewesen. Deshalb ist es wichtig, immer wieder zu überprüfen: Welchen Abisheka habe ich bereits empfangen? Was war da meine Absicht? Wohin sollte das führen? Wollte ich nur außergewöhnliche Kräfte für mich selbst erlangen oder war es die Absicht, dass ich die überragenden Fähigkeiten aller Buddhas zum Wohle aller Lebewesen zu erwerben strebte? Nur mit einer solchen Absicht im Herzen, Bodhicitta genannt, soll man so ein Abisheka empfangen.

Nun gibt es einige, die der Meinung sind, dass so ein Abisheka nicht übertrieben werden soll, dass man nicht zu zu vielen Einweihungen gehen sollte. Nun muss man dazu sagen, dass jede Art von Abisheka eine Verbindung zur inneren Weisheit darstellt. Und dies ist eine Gelegenheit, bei der wir uns aus tiefstem Herzen wieder entschließen können, zum Wohle aller Lebewesen zu handeln und alles Schädliche zu vermeiden. Insofern trägt eine Einweihung dazu bei, dass wir aufgefrischt und ermuntert werden, diesen Weg des Buddha weiterzugehen und so unsere eigene Geistes- und Lebenskraft zu stärken. Insofern ist es bei dieser richtigen Einstellung nichts Falsches, verschiedene Abishekas zu empfangen. Wenn es darum geht, diese im eigenen Inneren umzusetzen, dann ist es wichtig, alle Weisheitsgottheiten von der Wesensessenz als eins zu betrachten. Man übt eine Weisheitsgottheit mit dem Verständnis, dass sie die Verkörperung aller anderen darstellt. Daher ist eine Einweihung für eine Auffrischung immer günstig. Doch geht es dann um die eigene Übung, dann wendet man sich einer zu und übt sie mit dem Verständnis, dass sie die Einheit aller anderen darstellt ...«

Mantra und Verhalten

Beim Mantraheilen sollte man typische Verhaltensfehler vermeiden, damit die Möglichkeiten des Hals-Chakras maximal entwickelt werden können. Damit das Hals-Chakra sich öffnet und die Rede ihre Kraft bekommt, ist es sehr wichtig, die Hindernisse zu beseitigen, die mit der Rede zusammenhängen. Große Hindernisse, die man sich mit der Rede erschafft, sind Lügen, Beleidigungen, Verleumdungen sowie leeres Geschwätz. Wenn man viel schwätzt, zerstreut sich die Energie der Rede sinnlos und schwächt dadurch das Hals-Chakra.

Traditionell ist es sehr wichtig, eine bestimmte Diät einzuhalten und Knoblauch, Zwiebeln, Rettich und geräuchertes Fleisch zu meiden. Außerdem sollte man nicht rauchen und auf Alkohol verzichten. Doch in der modernen Welt ist es gar nicht so einfach, dies alles einzuhalten, deshalb wäre es wünschenswert, den Genuß dieser Nahrungsmittel einzuschränken und an dem Tag, an dem man vorhat, die Mantraheilung anzuwenden, völlig wegzulassen. Bevor man mit der Mantraheilung beginnt, spült man den Mund aus und rezitiert Vorbereitungsmantras, um die Rede zu reinigen.

Das wichtigste Mantra, mit dem die Rede gereinigt werden kann, ist das Sanskrit-Alphabet, welches 7-, 21- oder 100-mal täglich rezitiert werden soll. Danach spricht man 1-, 3- oder 7-mal das OM YE DHARMA-Mantra, dieses bezieht sich auf die Lehren des Buddhas, in denen er das »Abhängige Entstehen und Vergehen« aller Erscheinungen unterrichtete. Dieses Mantra hat ebenfalls die Kraft, unsere negativen karmischen Spuren zu löschen und alle Energien zu harmonisieren.

Es wird auch traditionell gesagt, dass wer diese Mantras über eine lange Zeit hinweg praktiziert, keine neuen Krankheiten mehr erhalten wird.

Mantra zur Reinigung der Rede

OM A AH II IIH OO OOH RI RIH LI LIH E EH O OH AM A
KA KHA GA G'HA NGA, TSA TS'HA DZA DH'ZA NYA,
TRA T'HRA DH'RA D'RA NA TA T'HA D'HA DA NA
PA P'HA BA B'HA MA
MA YA RA LA WA SHA KA SA HA CHA SO HA
OM YE DHARMA HETU TRA BHAWA HETUN TEKEN
TAT'HAGATO
HAYA WADE TEKEN TSA YO NIRODHA EWAM WANDI
MAHA SHRAMANA SO HA

Dieses Mantra reinigt das Hals-Chakra, man sollte es vor Beginn einer Mantraheilung sieben- oder einundzwanzigmal rezitieren. Ich rate dazu, das Mantra jeden Morgen, vor Beginn der Praktik, zu rezitieren. Man sagt, dieses Mantra reinige nicht nur die Rede, sondern beseitige ebenfalls die Folgen, die mit der Einnahme verschiedenster Nahrungsmittel verbunden sind. Es gibt einen einzigen Fall, bei dem das Mantra nicht wirkt: Wenn man die Zunge eines Tieres gegessen hat. Der berühmte Lehrer Padampa Sangye bestätigt in einem seiner Texte die Wirkung dieses Mantras und rät dazu, auf den Verzehr von Tierzungen zu verzichten.

- Wenn die Blütenblätter des Hals-Chakras sich öffnen, dann entfalten sich die entsprechenden Fähigkeiten, und die Worte, die ein Mensch mit einem geöffneten Hals-Chakra spricht, haben die Kraft eines Mantras. Derjenige, der in Wirklichkeit das Hals-Chakra geöffnet hat, verspürt kein Verlangen mehr, unnütze Worte zu sprechen, er wird nicht um des Plauderns willen sprechen.
- Während man die Mantras rezitiert, sollte man immer darauf achten, den Rücken gerade und aufrecht zu halten. Man sitzt dabei nach Osten gerichtet. Wenn man die Praktik begonnen hat, darf man das Mantra nicht unterbrechen. Wenn es dann doch vorkommen sollte, dass man wegen eines Fehlers, Hicksens oder Niesens unterbrochen hat, muss man zum Malakopf zurückkehren und die Zählung von vorn beginnen.
- Noch eine wichtige Anmerkung: Während der Praktik darf man keine Gase aus dem Darm entweichen lassen. Wenn das Gas austritt, geht die Wirkung des Mantras verloren. Dies hängt mit den Energien des Körpers zusammen. Es gibt verschiedene Energien im Körper, doch hier sind zwei Energien beteiligt: die Energie des Oberkörpers und die des Unterkörpers. Die Energie des Unterkörpers bewegt sich in diesem Fall nach unten und entweicht. Während der Rezitation der Mantras oder einer ähnlichen Praktik ist ein Gleichgewicht aller Energien wichtig, wenn man jedoch Luft aus dem Unterkörper verliert, wird die absteigende Energie gestört, und infolgedessen gerät die Energie des Oberkörpers ebenfalls aus dem Gleichgewicht.
- Der Ort für die Praktik sollte ruhig sein, es sollten keine Tiere oder andere Lärm- und Störquellen vorhanden sein.

- Die Mantras kann man auf verschiedene Arten rezitieren: auf der Ebene des Körpers, der Rede und des Geistes. Die letztere meint die Konzentrierung auf das Mantra und manchmal auf die Visualisierung. Das Rezitieren auf der Ebene der Rede – das ist das laute Aussprechen. Das Rezitieren auf der Ebene des Körpers bedeutet die Verwendung der Mala (Gebetskette).
- Es ist sehr wichtig, dass der Praktizierende versteht, wie wichtig der Ursprung des Mantras ist. Wenn ich über den Ursprung des Mantras spreche, meine ich damit, dass die Kraft des Mantras mit der Kraft der Übertragung zusammenhängt, welche von der Quelle ausgeht. Die Kraft kommt aus einer Quelle, wie sie der Medizinbuddha darstellt, der diese Kraft einer Linie von Lehrern anvertraut hat.

Die Übertragung eines Mantras

Die Übertragung eines Mantras verlangt, dass der Empfangende aufmerksam den Klang des Mantras hört. Wenn man dem Klang des übertragenen Mantras zuhört, so machen das Zuhören und die Resonanz des Lautes im Inneren den ersten Teil der Übertragung aus.

Das Mantra des Medizinbuddhas

TAYATA OM BAI KAZEYA
BAI KAZEYA MAHA BAI KAZEYA
RAZA SAMUN GATE SOHA

Dies ist ein sehr wichtiges Mantra. Man sagt, es gebe acht Medizinbuddhas, doch dieses Mantra ist das wichtigste von ihnen. Seine Bedeutung ist folgende: TAYATA, wie auch OM, bedeutet das Potenzial des Universums. BAIKAZEYA ist die natürliche Medizin. MAHA ist groß, daher MAHA BAIKAZEYA – große natürliche Medizin. RAZA ist der König, der Herrscher dieser großen natürlichen Medizin. SAMUN GATE SOHA bedeutet: Bitte übertrage mir alle diese großen Kräfte.

Dieses Mantra könnte man folgendermaßen übersetzen: »Oh, König der natürlichen Medizin, bitte übertrage mir alle Kräfte, die mit der natürlichen Medizin in Beziehung stehen.«

Im Wort TAYATA haben die drei Silben jeweils eine bestimmte Bedeutung für sich, aber auch eine gemeinsame

Bedeutung. In jedem Fall ist die Hauptbedeutung die, dass man den Wunsch ausdrückt, von allen Leiden, die durch Krankheiten und Probleme hervorgerufen werden, befreit zu werden.

Im Folgenden wird eine Vielzahl von Mantras aufgeführt.

Die ersten drei Mantras sind mit drei Gottheiten verbunden, die übrigen sind bestimmte Mantras für verschiedene Probleme.

Das erste Mantra ist das vom Vater der tibetischen Medizin.

Das zweite Mantra ist das von Vajrasattva, dem Buddha der Reinigung: Dorjesempa im Tibetischen.

Das dritte Mantra ist das der fünf Dakinis.

Vom zehnten Jahrhundert an, haben einige der großen Lehrer, wie Padmasambhava, Tzon Kapa, der 5. Dalai-Lama, Sakyapa und andere, neue Mantras geschaffen. Diese Mantras beinhalten fast immer die drei Silben OM A HUNG. Sie beginnen mit OM A, danach können dann andere Worte folgen, und sie enden immer mit HUNG, deshalb ist der eigentliche Sinn des Mantras in den drei Silben eingeschlossen.

Alle Ärzte in Tibet rezitieren das Mantra des Vaters der tibetischen Medizin. Denn man nimmt an, dass es sehr machtvoll ist und dem Arzt das Verständnis der natürlichen Medizin eröffnen und im Folgenden sein vollständiges Wissen um die Heilung der Krankheiten entfalten kann. Viele Ärzte hatten Visionen vom Medizinbuddha, der ihnen auftrug, das Mantra des Vaters der tibetischen Medizin zu rezitieren, weil es eine größere Kraft hat, die Krankheiten unmittelbar zu heilen, als das Mantra des Medizinbuddha selbst. In allen Visionen wurde der Ratschlag erteilt, dieses Mantra bei Infektionen und Infektionskrankheiten anzuwenden.

Um das Mantra des Vaters der tibetischen Medizin zu Heilzwecken anwenden zu können, sollte man erst ein persönliches Retreat gemacht haben. Es sollte mindestens eine Woche dauern. Das heißt, dass jeden Tag vier Praktiksitzungen abgehalten werden, während derer das Mantra rezitiert wird: anderthalb Stunden in der Frühe, anderthalb Stunden nach dem Frühstück und dann am Nachmittag und am Abend. Während des Retreats sollte man weder geräuchertes Fleisch noch Zwiebeln, noch Knoblauch essen und man sollte keinen Alkohol trinken. Während der ganzen Zeit sollte Ruhe herrschen und nicht unnötig geredet werden.

Um dieses Mantra als eigenen Schutz gegen Krankheiten anwenden zu können, reicht es aus, jeden Tag eine Mala zu rezitieren (108-mal).

Die Erfahrung eines tibetischen Arztes mit dem Medizinbuddha-Mantra: »Ich habe selbst ein persönliches Retreat mit diesem Mantra gemacht und an mir selbst die Kraft des Mantras spüren können: Zum Ende des zweiten Tages des Retreats spürte ich eine innere und äußere Ruhe. Am dritten Tag verspürte ich schon kein Verlangen mehr nach Essen.

Am vierten Tag wollte ich auch nicht mehr schlafen, ich verspürte auch keine Müdigkeit und fragte mich sogar, ob ich nach dem Retreat überhaupt wieder würde schlafen können. Mein Geist war sehr klar, und ich konnte kaum meinen Atem wahrnehmen, er schien stehengeblieben zu sein. Ich hatte die reine Erfahrung der Einheit vom Äußeren und Inneren, ohne jegliche Dualität, als ob alles eins wäre. …

Diese Erfahrungen waren sehr positiv, deshalb hatte ich weder das Bedürfnis, zu essen, noch zu schlafen, ich spürte keine Müdigkeit, und das Wichtigste dabei war, ich spürte meine Einheit mit dem Universum. Es war, als ob das Mantra im Kopf, in der Stimme, im Körper entstand und von innen her klang. Nach Beendigung des Retreats konnte ich dann doch schlafen und schlief viele Stunden. Für gewöhnlich gibt es Mantras, die man jeden Tag etwa eine halbe Stunde rezitiert. Während meines Retreats rezitierte ich das Mantra zweieinhalb Stunden lang und war doch überzeugt, es wäre bloß eine halbe Stunde vergangen. Wenn der Zustand der inneren Stille erreicht wird, gibt es keine Notwendigkeit mehr, den Lauf der Zeit zu messen oder zu kontrollieren. So habe ich begriffen, dass zum Verständnis des Mantras rein intellektuelles Wissen nicht ausreicht, obwohl es immer nützlich sein kann. Allerdings sollte man immer genügend praktizieren, um wirklich verstehen zu können, wie das Mantra wirkt.«

Wenn wir sprechen, so achten wir nicht auf die Atmung, sie geschieht unbemerkt und natürlich. Genauso verhalten wir uns während der Mantrarezitation.

Das erste Mantra:

OM A HUNG BAZAR GURU GUNA SIDDHI HUNG

Dieses Mantra stammt von Yuthok Yongten Gonpo, einem berühmten Arzt des zwölften Jahrhunderts. Er versicherte, es würde bei der Behandlung von Krankheiten nützlich und wirksam werden, die zu seiner Zeit noch unbekannt waren, die jedoch einige Jahrhunderte später aufkommen würden. Dieses Mantra wird von den tibetischen Ärzten als Guru-Yoga angewendet.

Das zweite Mantra:

Dies ist das Mantra von Vajrasattva. Es gibt zwei Varianten dieses Mantras, die längere ist das 100-Silben-Mantra, das zweite ist kürzer:

OM BAZAR SATO HUNG

Sie haben beide die gleiche Funktion – die Reinigung. Das Mantra enthält verschiedene Wörter; nach der indischen Tradition lautet es:

OM VAJRASATTVA HUM.

Doch wir sollten die tibetische Aussprachevariante verwenden, weil das Mantra in der Form weitergegeben werden soll, in der es empfangen worden ist. Ich habe es in der tibetischen Variante bekommen, und so übertrage ich es euch, und ihr sollt es auch in dieser Variante anwenden.

Dieses Mantra ist besonders nützlich bei der Behandlung von Tieren wie Hunden und Katzen. Man rezitiert es neben dem Tier, damit es den Klang des Mantras hören kann. Mit dem Klang dieses Mantras kann man den Tieren helfen, ihre Leiden zu ertragen. Das Mantra von Vajrasattva kann man auch für Menschen sprechen, die im Koma liegen oder sich im Sterben befinden.

Das dritte Mantra:

BAM HA RI NI SA

Dies ist das Mantra der fünf Dakinis: Jede Silbe repräsentiert eine unterschiedliche Dakinifamilie. Dies ist ein sehr wichtiges Heilungsmantra. Es gibt einen tibetischen Medizintext, der fast ausschließlich auf diesem Mantra basiert. Das Mantra repräsentiert die weibliche Energie, deshalb erhält man beim Rezitieren die Kraft und das Potenzial der weiblichen Energie. Die Zeichen eines Erfolgs dieser Praktik können sich in Träumen manifestieren, in denen man sich wäscht, Blumen in leuchtenden Farben oder junge Mädchen sieht.

Diese ersten Mantras kommen von erleuchteten Wesen. Um sich für die Heilungspraktik vorzubereiten, ist es unabdingbar, eines dieser Mantras mindestens hunderttausendmal zu rezitieren. Dies wird nicht nur gemacht, um die Fertigkeit der Mantrarezitation zu entwickeln, sondern um entsprechende Fähigkeiten zu erwerben.

Als tägliche Praxis sollte man sich eines der vier Mantras aussuchen, das Mantra des Medizinbuddha, des Dordje Sempa oder der fünf Dakinis, man sollte es mithilfe einer Mala zu einer beliebigen Tageszeit rezitieren. Für Männer würde sich das Mantra der fünf Dakinis empfehlen, Frauen können eines der anderen Mantras auswählen.

Bevor man ein Mantra, das bei einer bestimmten Krankheit helfen kann, anwendet, sollte man das ausgesuchte Mantra zur Vorbereitung rezitieren. Man rezitiert eine Runde und kann dann direkt zum vorgesehenen Heilungsmantra übergehen. Wenn keine andere Zahl genannt ist, rezitiert man das Mantra 108-mal.

Wenn man das Heilungsmantra in Anwesenheit des Patienten rezitiert, dann wird es laut gesprochen, und das Vorbereitungsmantra, das mit der persönlichen Praxis verbunden ist, wird im Geiste gesprochen.

Sollte der Patient nicht an die Wirkung des Mantras glauben, empfiehlt es sich, beide Mantras leise zu rezitieren. Im Fall einer besonderen Notwendigkeit, kann man das Heilungsmantra auch dem Patienten übertragen. Es ist auch nicht schlimm, wenn der Patient das Mantra gehört hat und beschließt, es für sich selbst anzuwenden. Was die Visualisierungen zur Mantrarezitation betrifft, so werden sie gewöhnlich nur beim Mantra des Medizin-Buddha und den anderen drei oben angeführten Mantras angewendet. In allen anderen Fällen, die im Folgenden erklärt werden, sind keine speziellen Visualisierungen nötig.

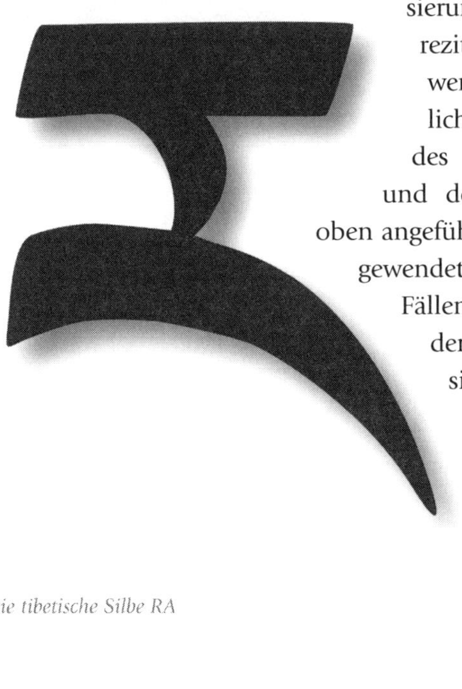

Die tibetische Silbe RA

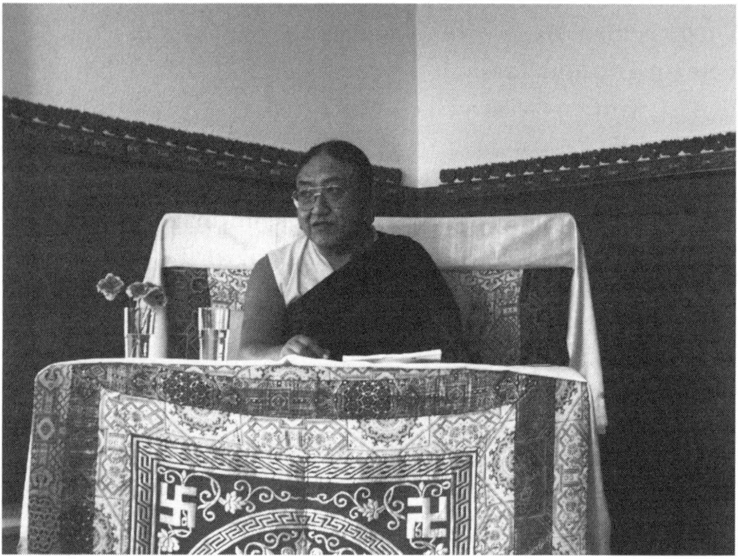

Seine Heiligkeit Sakya Trizin, 41. Thronhalter von Sakya, eine Ausstrahlung des Bodhisattva Manjushri, im Seminarzentrum des Autors

Mantras und Visualisierung

Bei der Mantraheilung bekommt die Visualisierung eine besondere Bedeutung, weil der Geist dabei mit subtilen Energien arbeitet. Diese wirken besonders auf der Ebene des Windes (rLung), der die Bewegung der anderen Energien kontrolliert. Die Visualisierung beinhaltet die Verwendung verschiedenfarbiger Strahlen und Formen.

Auf der Stufe der Entwicklung der Gottheiten benutzt man in vielen Praktiken des tibetischen Buddhismus Visualisierungen, deren Zweck darin besteht, durch die Verwendung farbigen Lichts den reinen Aspekt des Geistes und der Elemente zu erfahren, während man dabei Verunreinigungen verwandeln und dadurch ihre Manifestation verhindern kann. Durch die Transformation der unreinen Sicht in eine reine, wie auch durch den Prozess der Reinigung können wir in der Heilung große Erfolge erzielen.

Gewöhnlich entsteht bei chronischen Erkrankungen zuerst ein Ungleichgewicht der feinstofflichen Energie. Durch permanentes Arbeiten mit Visualisierungen kann man diese Energien wieder ins Gleichgewicht bringen, oder – was noch heilsamer ist – man verhindert das Entstehen dieses Ungleichgewichts. Außerdem stärkt man durch Visualisierung den Geist, was für den Heilungsprozess und das Verhindern von Erkrankungen von grundlegender Wichtigkeit ist. Durch Stärkung der Geisteskraft können wir unseren physischen Körper ebenfalls wieder ins Gleichgewicht bringen. Hat ein Klient z. B. starke Magenschmerzen, so können wir in seinem Magen ein blutendes Loch visualisieren. Wir stellen uns vor, dass die Erde das gesamte Blut aufnimmt. Entwickeln wir die Fähigkeit der Visualisierung und die Fähigkeit, mit feinstofflicher Energie zu arbeiten, können wir anderen Menschen helfen, ihre Energien wieder ins Gleichgewicht zu bringen.

In den meisten Fällen benutzen wir dafür die Silbe HUNG. Hat ein Klient ein bestimmtes Problem an irgendeiner Körperstelle, so visualisieren wir in der Gegend, rund um die Erkrankung, die flammende tibetische Silbe HUNG. Diese Technik kann bei unterschiedlichsten Krankheiten angewendet werden, einschließlich Krebs.

In Großbritannien wurde ein Versuch mit zwei Gruppen krebskranker Patienten durchgeführt. Die erste Gruppe wurde ausschließlich mit Medikamenten behandelt, während der zweiten Gruppe zusätzlich noch Visualisierungstechniken beigebracht wurden. Das Ergebnis war, dass die Patienten aus der zweiten Gruppe, die zusätzlich mit Visualisierungen arbeiteten, wesentlich bessere Heilerfolge erzielten als die aus der Gruppe, die nur medikamentös behandelt wurde.

Es gibt unterschiedlichste Übungen zur Visualisierung. Haben wir z. B. Probleme mit unseren Augen, so können wir uns in jedem Auge vier kleine Löcher vorstellen, aus denen dunkles Blut oder schwarzer Rauch kommt, was vom Erdboden aufgenommen wird.

Eine Klientin, welche eine große Sehschwäche hatte, wendete diese Visualisierungstechnik ein Jahr lang täglich an. Ihr Sehvermögen verbesserte sich so sehr, dass sie ihre Brille nun nicht mehr benötigt.

Die Resultate, die man mithilfe dieser Praktik erreichen kann, hängen natürlich von unserem Körper ab, aber auch von der Hingabe, mit der wir uns der Visualisierung widmen. Wer einen starken Willen hat und zielstrebig ist, der wird sicherlich schnell Erfolg haben.

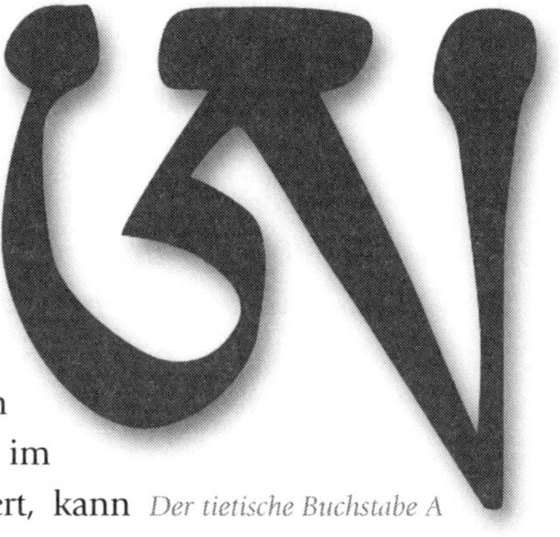

Der tietische Buchstabe A

Bei der Mantraheilung kann man auch das tibetische A im fünffarbigen Thigle (Sphäre) als Visualisierung verwenden. Diese Visualisierung symbolisiert die Verbindung zwischen den Elementen, der Farbe und dem Klang. Wenn man sich auf das tibetische A im fünffarbigen Thigle konzentriert, kann man allmählich den Klang des Buchstabens spüren. Man kann verschiedene Mantras für bestimmte Teile des Körpers verwenden, denn fast alle tibetischen Buchstaben stehen in Verbindung mit einem Körperteil. Diese Buchstaben können auch mit den ihnen entsprechenden Farben visualisiert werden. Man rezitiert dabei das Mantra und vereint somit Form, Farbe und Klang.

In der Mantraheilung gibt es sehr viele Mantras, die ohne Visualisierung verwendet werden. Dennoch ist es besser, sich zuerst auf eine Visualisierung zu stützen, die dabei hilft, sich auf die auszuführende Praktik zu konzentrieren. Im tibetischen Buddhismus glaubt man, dass man durch verschiedene Methoden und Techniken (Meditationen, Mantras, Visualisierungen und auch Kenntnisse in Kräuter-/Mineralienkunde) eine Kraft erreichen kann, die man »über alle Beschreibungen hinausgehend« nennt.

Heil- und Schutzsymbole

In den Texten über Mantraheilung werden spezielle Symbole beschrieben, die, allein für sich genommen, bereits eine Methode zur Heilung bestimmter Störungen darstellen können. Wenn man z. B. bei bestimmten Erkrankungen des Ischiasnervs die grafische Darstellung spezieller Mantras direkt auf den schmerzenden Bereich auflegt, so kann dies schon hilfreich sein. Ein anderes Symbol, einer Svastika ähnlich mit bestimmten Buchstaben beschrieben, an den Kiefer gelegt, kann zur Linderung von Zahnschmerzen verwendet werden. Die Darstellung wird stets mit der Bildseite zum Körper aufgelegt.

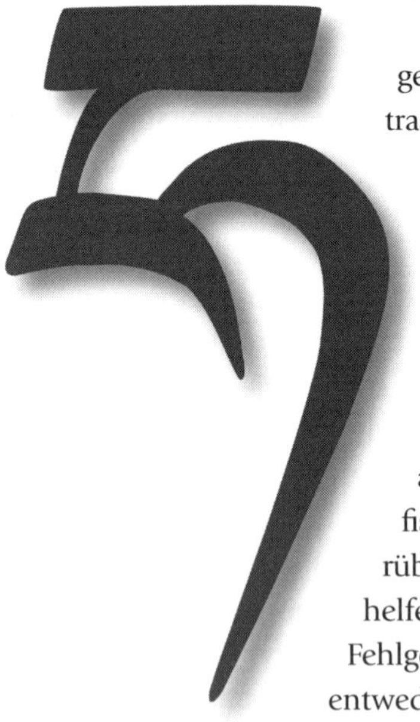

Die tibetische Silbe HA

Verschiedene Darstellungen von Fischen, auf die Mantras geschrieben sind, werden als Schutz vor Frauenleiden angewendet, insbesondere vor Krankheiten, die den Unterleib und die Geschlechtsorgane betreffen. Bei einer Schwangerschaft dehnt sich der Schutz auch auf den Fötus aus. Schutzfische können auch bei vorübergehender Unfruchtbarkeit helfen und schützen vor einer Fehlgeburt. Dieses Symbol kann entweder im Bett aufbewahrt oder am Körper getragen werden. Wenn man die Fische am Körper trägt, sollte man sie nahe des Unterleibs tragen und darauf achten, dass das Symbol mit der Bildseite zum Körper aufliegt. Ein anderes Symbol, welches ein Gefäß darstellt, auf das Silben geschrieben sind, wird als Schutz vor verschiedensten Krankheiten verwendet. Dieses Schutzsymbol kann man auch in einem beliebigen Teil des Hauses wie ein Bild anbringen, doch es empfiehlt sich auch hier Körperkontakt, mit der Bildseite zum Körper hin.

Die richtige Aussprache der Mantras

In Tibet kann man viele verschiedene Geschichten hören, die bestätigen, dass die genaue Aussprache des Mantras nicht das Wichtigste bei deren Rezitation sei. Zu Zeiten des Sakya Pandita, des berühmten Lehrers der Schule der Sakyapas, lebte ein Praktizierender der Nyingmapa-Schule. Als die beiden sich einmal trafen, fragte Sakya Pandita den Schüler, welche Praktik er ausführe. Der Schüler antwortete, er übe die Praktik von Vajra Kilaya, einer bestimmten Gottheit, aus. Dann wollte der Lama das zugehörige Mantra von ihm hören, doch als der Praktizierende die Rezitation beendet hatte, musste Sakya Pandita feststellen, dass der Nyingmapa-Mönch das Mantra nicht richtig ausgesprochen hatte. Doch der Mönch zeigte seine Kraft, indem er seinen Phurba (Geisterdolch) in einen Felsen stieß. So konnte Sakya Pandita erkennen, dass dieser Praktizierende ungeachtet der falschen Aussprache des Mantras eine gewisse Verwirklichung erlangt hatte. In Tibet gehen noch viele andere Erzählungen um, die zeigen, dass die Aussprache des Mantras nicht das entscheidende Kriterium beim Erreichen eines Zieles ist.

Es gibt viele Mantras, wie z. B. OM A HUNG, die laut ausgesprochen werden dürfen. Andere Mantras, die man zur Heilung oder zur Besänftigung der Naturgewalten anwendet, sollte man still rezitieren. Umgekehrt gibt es solche Mantras, die über ihren Klang wirken und deshalb laut ausgesprochen werden müssen. PHAT z. B. wird laut und scharf ausgerufen, um die Verwirrung des Geistes zu beseitigen.

Die Übertragung eines geheimen Heilmantras muss durch einen autorisierten Lehrer erfolgen. Der Lehrer spricht es vor, der Schüler wiederholt es dann ein paarmal, danach wird es nicht mehr laut ausgesprochen.

Das Lesen von Mantras aus einem Buch oder Text kann eine Übertragung nicht ersetzen, die beim Hören ihres Klanges vor sich geht.

Die tiefere Bedeutung der Rezitation von Mantras liegt darin, dass sie die Entwicklung und die Öffnung des Hals-Chakras unterstützt. Wenn man eine Mantra-Rezitation beendet hat, ist es sehr wichtig, die Wirkung des Mantras in sich zu spüren, denn dadurch sammelt sich die Kraft des Mantras an.

Die Kraft der Mantras sollte man in den Dienst aller Kranken und Leidenden stellen. Doch sollte man nicht zu viel über die Praktiken diskutieren, vor allem nicht, wenn die Personen zur gleichen Übertragungslinie gehören, weil so die Kraft der Mantras verlorengehen könnte.

Rezitiert man die Mantras direkt vor dem Schlafengehen, so werden die Träume klarer, und man erinnert sich beim Aufwachen genau an sie. Sogar im Traum kann man sich der Wirkung der Mantras bewusst sein.

In diesem Buch wird eine kurze Einführung in die Mantraheilung gegeben und der Ursprung dieser Methode erläutert. Es werden die Wirkungen der Mantras, der rituellen Gegenstände, der Edelsteine und Kristalle, die Anwendung der Mantras im Allgemeinen, durch Klang, Visualisierung u. a. dargestellt. Alle Praktiken sind eine unentbehrliche Basis für die Anwendung der Mantraheilung. Auf der Grundlage dieser verschiedenen Techniken sollte der Praktizierende seine Fähigkeiten entwickeln, bis er in der Lage ist, sich selbst und anderen durch das Mantra zu helfen.

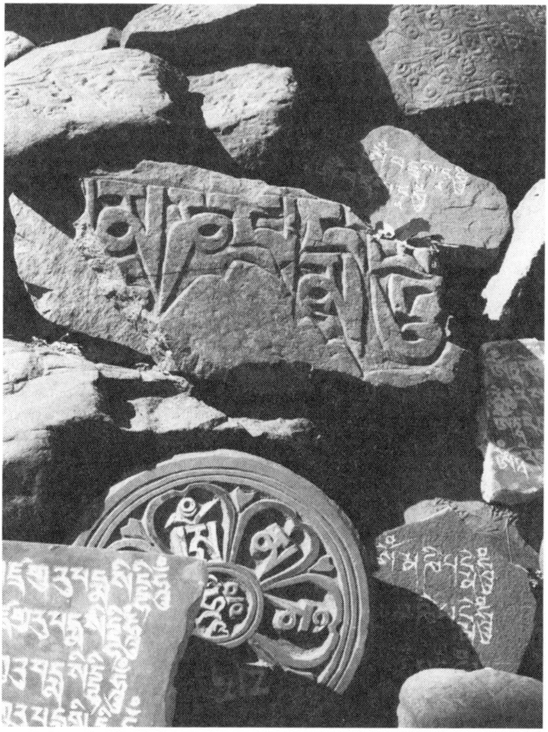

Manisteine

Gegenstände im Mantraheilen

Die Mala oder der Rosenkranz

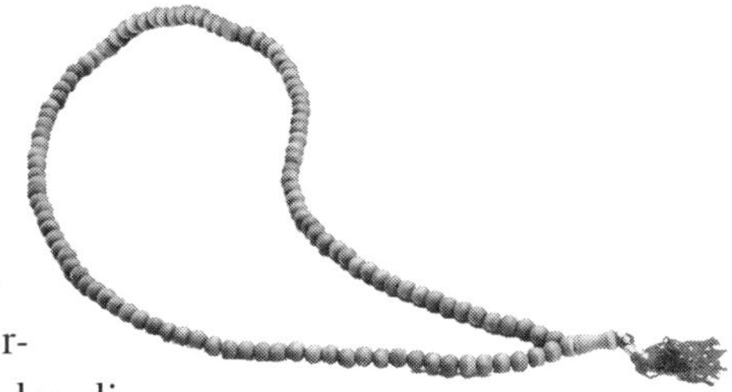

Wer sich intensiv mit Mantras beschäftigt, sollte sich einen tibetischen Rosenkranz besorgen. Der Rosenkranz oder die Mala, wie er in der Sanskritsprache genannt wird, dient nicht nur als Zählgerät der wiederholten Mantras. Seine Bedeutung ist wesentlich umfassender.

Malas gibt es in verschiedenen farblichen Ausführungen und Materialien. Die verschiedenen Mantras haben eine unterschiedliche Beziehung zum Farbspektrum. Will der Yogi seine Praktik auf die Wirkung einzelner Elemente konzentrieren, so kann er für das Erdelement eine gelbe Mala wählen, da Gelb für dieses Element steht. Sein Anliegen ist in diesem Fall Zuwachs und Stabilität. Hier kann es sich um materielle Ziele handeln, oder sein Tun bezieht sich z. B. auf das Vermehren von Lebensenergie.

Eine rote Mala kann verwendet werden, wenn das Augenmerk auf das Feuerelement gerichtet ist und es darum geht, Energien kontrollieren zu können.

Mit dem Luftelement können Hindernisse überwunden werden, die analoge Farbe hierfür ist Grün. Schließlich bleiben das Wasserelement und das Urelement Akasha (Raum).

Das Wasserelement entspricht der weißen Farbschwingung, wobei der Raum in Dunkelblau schwingt.

Analog zu den verschiedenen Elementen können auch die fünf Buddhafamilien in Betracht gezogen werden, die unter anderem durch fünf Farben unterschieden werden. Wer als seine Hauptpraktik das Tantra der Grünen Tara gewählt hat, wird unter Umständen eine grüne Mala, dem Luftelement entsprechend, verwenden. Ein Yogi, dessen Hauptpraktik jedoch ein Yidam (Meditationsgottheit) wie Guru Drakpur, eine zornvolle Manifestation Padmasambhavas, ist, kann diese unterstützen, indem er eine korallenrote Mala verwendet, da Korallenrot die Farbe des Guru Drakpurs ist.

Liegt das Augenmerk auf Heilung, so eignet sich am besten eine weiße Mala, die zum einen das gesamte Farbspektrum in sich trägt und zum anderen auch mit dem Wasserelement in Verbindung gebracht werden kann. Weiß wird dem Osten zugeordnet – und dies ist auch die Himmelsrichtung, die den Frieden repräsentiert.

Das Material der gewählten Mala richtet sich ebenfalls nach der Absicht, die ein Yogi verfolgt. Zum Heilen eignet sich eine Bergkristall-Mala hervorragend; Bergkristall ist in sich natürlich und klar. Deshalb repräsentiert der Kristall auch die reine Wirkung des Wasserelements. Oft wird auch weißes Sandelholz für eine Mala gewählt, die speziell zum Praktizieren von Heilmantras verwendet wird.

Bernstein eignet sich besonders gut, wenn mit dem Erdelement gearbeitet wird. Hier liegen die Stärken zur Rückholung von verlorener Lebenskraft (tib La), aber auch zur Mehrung von Wissen oder materiellem Reichtum.

Rote Malas sind oft aus roter Koralle oder rotem Sandelholz hergestellt.

Es gibt auch Mantras, die zerstörende Wirkung haben. Zerstörung muss aber nicht immer schlecht sein. Denken Sie zum Beispiel an einen bösartigen Tumor, der zerstört werden soll. In so einem Fall nutzt der Heiler unter Umständen eine besonders »zornvolle« Praktik, er trägt aber in seinem Herzen reines Mitgefühl aus Liebe zu dem Menschen, dessen Leben er erhalten will. Manchmal sind die zu diesem Zweck benutzten Malas metallic-grau, grün und schwarz und aus Materialien wie Türkis, schwarzen Beeren und Samen oder sogar aus Eisen hergestellt.

Sehr oft sieht man auch Malas, die aus den Samen des Bodhibaums gemacht wurden. Diese Samen repräsentieren das Auge Buddhas – und schließlich war es ein Bodhibaum, unter dem Gautama seine Erleuchtung fand. Die Samen des Bodhibaums haben die besondere Eigenschaft, dass sie bei intensiver Verwendung ihre Farben ändern. Anfangs sind die Samen grau, dann werden sie ganz allmählich gelb, später rot. Schließlich werden sie dunkelrot und später dunkelbraun. So kann man die Arbeit eines Yogis an der Farbe seiner Mala erkennen. Je intensiver er seine Mantrapraktiken ausübt, desto dunkler wird seine Mala.

Dann kennt man noch Malas aus dunklen und rauhen Samen mit dem Namen Rudraksha. Diese Art von Mala ist sehr beliebt bei den indischen Sadhus. Rudraksha-Malas haben den Ruf, sehr gefährlich zu sein, da sie besonders kraft- und machtvoll sind. Um Rudraksha-Malas verwenden zu können, muss der Praktizierende bereits über sehr ausgeprägte Fähigkeiten verfügen. Aus diesem Grund geben manche Yogi-Meister einen einzelnen Rudraksha-Samen an ihre Schüler, sodass sie sich immer daran erinnern können, besonders achtsam bei der Verwendung einer solchen Mala zu sein. Die Rudraksha-Mala wird auch gerne mit einem wilden Pferd verglichen. Es ist schön anzusehen, aber um es zu reiten, braucht man die nötige Kraft. Sowohl in Indien als auch in Tibet schätzen manche Yogis diese besondere Art von wilder Kraft, und sie beherrschen auch die daraus resultierende Macht.

In besonderen Fällen werden in Tibet auch Malas verwendet, deren Perlen aus Knochen geschnitzt wurden. So war der 5. Dalai-Lama dafür bekannt, dass er eine spezielle Praktik ausübte, um verstorbenen Menschen zu helfen. Zur Ausübung dieses geheimen Tantras wird manchmal die sogenannte »Königsmala« verwendet. Diese Königsmala wird aus menschlichen Schädelknochen geschnitzt; aus jeweils 108 männlichen und weiblichen Schädelknochen. Der tibetische Name für eine Schädelmala ist Tröpamala (sanskrit Kapala Mala). Für das westliche Empfinden klingt dies etwas suspekt, da wir, im Gegensatz zu Menschen der buddhistischen Kultur, im Westen dazu neigen, den Tod mit Angst und Unsicherheit zu verbinden. Knochensymbole wollen stets die Vergänglichkeit aller äußeren Erscheinungen verdeutlichen. Und auch in der christlichen Symbolik finden wir oft unter Kreuzen Totenkopfdarstellungen mit ähnlich versteckter Botschaft der Nichtigkeit des Vergänglichen.

In der Regel bestehen alle tibetischen Malas aus 108 Perlen, einschließlich zweier zusammengesetzter Abschlussperlen. Eine der beiden Abschlussperlen ist etwas größer als die übrigen Perlen und wirkt, als wäre sie der Kopf der Mala. Diese beiden Perlen symbolisieren die Vereinigung der weiblichen und männlichen Energien und schließlich die Meditationsgottheit oder den Buddha in Yab-Yum Form, also in geschlechtlicher Vereinigung. Diese zwei Perlen sind für den Gebrauch äußerst wichtig, denn ohne die Darstellung der Vereinigung des männlichen und weiblichen Prinzips kann die Mala ihre Funktion nicht wirklich erfüllen. Die meisten Malas, die es zu kaufen gibt, haben tatsächlich oft nur eine Abschlussperle. In so einem Fall sollten Sie die zweite Perle ergänzen.

Wir können uns die Mala als Mandala vorstellen. Der obere Teil, also die beiden zuvor beschriebenen Doppelperlen, stellen das Zentrum des Mandalas und somit die Meditationsgottheit oder den Buddha dar. Alle anderen Perlen sind als Manifestationen der Mittelperlen zu sehen.

Das Zentrum eines Mandalas repräsentiert die zentrale Meditationsgottheit. Aus ihr heraus manifestieren sich an den vier Kardinalpunkten, den vier Himmelsrichtungen, die weiteren vier Gottheiten, welche die vier weiteren Arten von Handlung darstellen.

Wenn wir damit beginnen, ein Mantra zu rezitieren, beginnt der erste Mantraklang mit dem Malakopf und geht dann entgegen dem Uhrzeigersinn von Perle zu Perle weiter, durchläuft die vier Handlungen der vier Himmelsrichtungen, bis wir schließlich wieder am Ausgangspunkt angelangt sind. Wenn der Klang sich so von Perle zu Perle bewegt, dann scheint es, als würden sich alle Klänge des Universums in der Mala sammeln – das ist letztlich auch der Fall. Das kann man folgendermaßen erklären: Die Welt besteht aus 108 verschiedenen Nationen, und jeder einzelne Mensch vertritt eine dieser 108 Nationen. Entsprechend repräsentiert jede Perle unserer Mala eine Gruppe von Klang. Zum Beispiel repräsentiert der Klang »KA« die Varianten »KA«, »KE«, »KI«, »KO«, »KU«, und all diese sind in einer einzigen

Perle enthalten. So stehen alle 108 Perlen zusammen für alle im Universum möglichen Klangfarben.

Wie bereits erwähnt, ist der Name Mala ein Wort aus dem Sanskrit. In tibetischer Sprache nennt man die Mala Phrengwa, sinngemäß bedeutet das »Runde«. Eine Runde oder ein Kreis beschreibt die Beziehung zu uns selbst, zu unserem Meister, zum Universum, zu allen Klängen und Farben, und schließlich beschreibt er auch den Anfang und das Ende. Hier gibt es keinen Unterschied, keine Trennung, alles steht in kontinuierlicher Verbindung.

Verwenden wir eine Mala mit 108 Perlen, so schließen wir alle Möglichkeiten des Universums in unsere Anwendung mit ein. Trotzdem werden manchmal auch Malas mit weniger Perlen benötigt. So gibt es Malas mit 7 Perlen, andere haben 21, 54 oder 68 Perlen. Diese von den gewöhnlichen 108 Perlen abweichenden Malas stehen für ganz spezielle Yoga-Praktiken. Malas mit 21 Perlen stehen oft in Zusammenhang mit den 21 Handlungen von Tara, dem weiblichen Buddhaaspekt.

Für gewöhnlich wird die Mala in der linken Hand vor das eigene Herz gehalten und Perle für Perle zwischen den Fingern verschoben. Eine Ausnahme stellen zornvolle bzw. wilde Mantras dar. Der Klang des Mantras kann sich mit unserem Herzschlag verbinden, die Herzfrequenz erweitern und energetisch machtvoll sein.

Im Rebkong-Gebiet lebte ein Yogi, der dafür bekannt wurde, dass, sobald er begann, seine Mantras zu rezitieren, alle Bewohner in der Lage waren, seinen Herzschlag zu hören. Dieser Yogi hat das Mantra in sich selbst verwirklicht – er wurde eins mit dem Mantra; er wurde das Mantra selbst.

Wenn wir mit der Mala ein Mantra singen oder rezitieren, integrieren wir den Klang und all seine segnenden Eigenschaften und Qualitäten in uns selbst. Sollte allerdings einmal eine Situation entstehen, in der Negativität von außen auf uns trifft, und wollen wir diese blockieren, dann bewegen wir die Perlen von uns weg, in Richtung der von außen kommenden Negativität.

Wenn wir mehr als 108 Mantra-Wiederholungen praktizieren wollen, dann wird die Mala nicht über die Abschlussperle hinweggedreht. Vielmehr werden die beiden Abschlussperlen zwischen Daumen und Zeigefinger gedreht, sodass wir die Mala quasi entgegengesetzt, aber weiterhin zu unserem Herzen hin bewegen.

Sobald wir unsere Mantra-Rezitation mit einer, drei, fünf, zehn oder mehr Malarunden beendet haben, halten wir die Mala in beiden Händen (schalenförmig) vor uns und blasen dann auf die Mala. Durch diese Prozedur geht die Kraft des Mantras auf die Mala über und diese wird im Laufe der Jahre ein wirklich kraftvolles Werkzeug.

Wir sehen also, dass die Mala nicht einfach nur als ein einfaches Zählwerkzeug angesehen werden sollte. Wenn man mit der Anwendung beginnt, sollte man darauf achten, eine neue Mala zu verwenden, da wir nicht sicher sein können, wofür sie zuvor verwendet wurde. Möglicherweise wurden mit ihr destruktive Mantras gesprochen oder Praktiken ausgeführt, die sich mit der unseren nicht vertragen. Als Heiler sollten wir die Mala stets um den Hals tragen. Sie wird mit der Zeit zum Kraftspeicher, der uns jederzeit zur Verfügung steht.

Mantras und Atmung

Allgemein ist bekannt, dass Mantras laut gesungen oder rezitiert werden. Weniger bekannt ist aber das geheime Mantra, das unmittelbar mit dem Atem in Verbindung steht und gemeinsam mit diesem einen inneren, leisen und deshalb als geheim bezeichneten natürlichen Klang erzeugt.

Das so mit dem Atem verbundene Mantra hat eine direkte Wirkung auf unseren eigenen Körper und dessen feinstoffliche Energiebewegungen, Kanäle und Chakras.

Wenn wir in unserer Meditations- oder Yogapraxis ein Mantra singen und unsere Aufmerksamkeit dabei auf das eigene Körpergefühl legen, können wir beobachten, dass sich ganz natürlich eine besondere Qualität des Atmens einstellt, die auch als subtil spürbarer, innerer Energiefluss wahrgenommen werden kann.

Das erste Mantra, auf das wir in diesem Zusammenhang Wert legen sollten, ist das Mantra des Avalokitesvara (tib. Chenresig), das manchmal auch einfach das Sechssilbenmantra genannt wird. Avalokitesvara ist der Bodhisattva des Mitgefühls (der Dalai-Lama gilt als Ausstrahlung, Manifestation Avalokitesvaras):

OM MA NI PAD ME HUNG.

Wenn dieses Mantra auf die richtige Art und Weise rezitiert wird, beginnt eine spezielle Energie in unserem Körper zu zirkulieren. Wenn das Mantra nur zwei- oder dreimal wiederholt wird, ist natürlich noch keine Wirkung zu spüren.

Legen wir aber unsere ungeteilte Aufmerksamkeit auf das Mantra, auf unseren Atem und den innern Klang, kann die Wirkung innerhalb unseres Körpers deutlich gespürt werden. Mit etwas Übung können sogar die ganz spezifische Energie und die Wirkung jeder einzelnen Silbe wahrgenommen und voneinander unterschieden werden.

Um nun das Mantra zu analysieren, betrachten wir zuerst den Unterschied zwischen dem Beginn und dem Ende des Mantras, also OM und HUNG. Die Mantrasilbe OM steht in direktem Zusammenhang mit dem Einatmen, wobei die Silbe HUNG – die dieses und viele andere Mantras abschließt – mit dem Ausatmen in Verbindung steht. Weiter betrachten wir, dass die Silbe OM aus der Matrix des tibetischen Buchstaben A besteht. Verbunden mit dem nächsten Klang MA entsteht ein Klang, der unmittelbar mit dem Hals-Chakra verbunden ist. Dieser Klang wird auch dort erzeugt, da das A generell der Ton und die Silbe des Hals-Chakras ist.

Im vorgegebenen speziellen Fall entsteht ein Energiefluss in der Kehle, der sich dann im Kopf manifestiert und daraufhin zur Kehle zurückfließt. Die Silbe HUNG beinhaltet in ihrer Kalligraphie zwar auch das A, jedoch in etwas anderer Form. Die Kalligraphie des HUNG ist nicht die eines einzelnen Buchstabens, sondern eine Zusammensetzung von mehreren Zeichen. Manche der Zeichen stehen in ihrer Verbindung enger, manche weiter entfernt vom A.

Im kalligraphischen Zeichen HUNG fällt als Erstes das Zeichen A auf, dann das Zeichen HA.

Wenn wir die Mantrasilbe HA (gesprochen wie ein deutsches »H«) gleichzeitig mit der Ausatmung erklingen lassen, können wir deutlich spüren, dass der Klang im Inneren des

Körpers entsteht und dann das gesamte Körperzentrum ausfüllt. Das korrekt klingende HUNG durchflutet zuallererst den unteren Teil unseres Körpers, bevor es sich dann nach oben schwingt und im Oberkörper zu wirken beginnt.

Das gesamte Sechssilbenmantra Avalokitesvaras wird wie folgt angewendet:

1. Während der ersten Einatmungsphase entsteht (gedanklich, innerlich klingend) das OM, wodurch der erste Energiefluss im Kopf zu spüren ist.
2. Dann, in der zweiten Phase, lassen wir die Silbe MA erklingen. So bewegt sich der Energiefluss in unserem Körper vom Kopf herunter in die Kehle, füllt den Oberkörper aus, dann die Lungen und umfaßt schließlich auch das Herz.
3. Die dritte Silbe NI bewegt die Energie, die sich zuvor durch das MA in den Lungen und dem Herzen manifestiert hat, zunehmend in den unteren Rumpfbereich, bis diese schließlich die Nieren erreicht.
4. Die vierte Mantrasilbe ist PAD. PAD ist die erste Silbe des Wortes Padma, das Lotos bedeutet. Durch PAD wird der Energiefluss wieder sanft nach oben bewegt.
5. ME manifestiert schließlich den Energiefluss im Oberkörper.
6. HUNG verbindet sich mit dem Energiefluss der vorhergehenden Silbe und verlässt dann beim vollständigen Ausatmen den Körper.

Die Übungspunkte 1 bis 5 beschreiben also die Phase einer einzigen Einatmung und einen kompletten Energiekreis von oben nach unten und wieder zurück. Der Übungspunkt 6 ist die Phase einer einzigen Ausatmung, durch welche die einmal im Körper zirkulierte Energie wieder entlassen wird.

Die hier beschriebene Übung stellt einen wichtigen Prozess in der Selbstheilung des Körpers dar. Regelmäßig durchgeführt, bewirkt diese Übung, dass der gesamte Energiefluss unseres Körpers harmonisiert wird und gleichzeitig alle fünf Elemente – aus denen wir letztlich sowohl feinstofflich als auch physisch bestehen – ausgeglichen werden.

Das Mantra OM AH HUNG

Das bekannteste aller tibetischen Mantras ist sicherlich das Dreisilbenmantra OM AH HUNG. Diese »heiligen« drei Silben gelten als das Mantra, das alle anderen Mantras beinhaltet. Es gibt mehrere Erklärungen, weshalb das so ist. Die drei Silben repräsentieren, wie bereits erwähnt, die drei Zeitalter – Kayas – oder, auf den Menschen übertragen: den reinen Körper (OM), die reine Rede (AH) und den reinen oder ursprünglichen Geist des Buddha (HUNG). Jeder Mensch kann zum Buddha erwachen, er muss nur die Natur des Geistes und aller Phänomene erkennen und sich aus dem Kreislauf von Leid, Tod und Wiedergeburt befreien. (Natürlich gibt es eine ganze Reihe von Merkmalen, an denen ein Buddha zu erkennen ist. Alle aufzuführen wäre allerdings zu umfangreich und könnte ein eigenes Buch füllen.)

Die Silbe OM steht in Verbindung zum Kopf-Chakra und dem Körper, AH wirkt auf das Hals-Chakra und ist für den Ausdruck eines Menschen maßgeblich. HUNG ist die Silbe der Herzsphäre, Repräsentant des Geistes. OM AH HUNG ist ein alchimistischer Schlüssel, mit dessen Kraft alles gereinigt, umgewandelt und vermehrt werden kann.

Die Chakras können durch Rezitation von OM AH HUNG energetisch gereinigt und stabilisiert werden. OM AH HUNG oder das zuvor beschriebene OM MA NI PAD ME HUNG eignet sich hervorragend dazu, z. B. während des Duschens leise vor sich hin gesprochen zu werden. Dadurch wird nicht nur der physische Körper gereinigt, sondern auch alle anderen feinstofflicheren Ebenen des menschlichen Daseins.

In der von der Yogini Machig Labdrön verfassten Methode gegen das Ego in all seinen Facetten, der sogenannten CHOD-Praktik (gesprochen dschö), nimmt das ausgedehnte Wiederholen von OM AH HUNG eine zentrale Rolle ein. Das Ziel des Chod ist es, sich selbst vollkommen zu verwirklichen, d.h. Erleuchtung auf allen Ebenen zu erlangen.

Durch die komplexe Methode der Chod-Praktik wird das Karma völlig aufgelöst. Während der (Selbst-)Opferphase rezitiert der Chodpa bzw. die Chodma OM AH HUNG, begleitet vom dumpfen Klang einer großen doppelseitigen Handtrommel. Die Chod-Yogis sind bis heute in Tibet hoch angesehen. Sie sind Bettel-Yogis, deren einzige Behausung ein kleines rundes Zelt ist, dessen Mittelstab aus einem rituellen Dreizack besteht und dessen Zeltnägel aus vier Geisterdolchen (genannt Phurba) hergestellt sind. Der verwirklichte Chod-Yogi kann selbst Cholera- und Lepraerkrankte berühren, ohne befürchten zu müssen, sich anzustecken. Viele Geschichten ranken sich um diese geheimnisvollen Yogis. So überlebte z. B. der Onkel meines tibetischen Lehrers ein dreimaliges chinesisches Erschießungskommando. Da er nicht zu töten war, ließ man ihn laufen.

Nun kehren wir wieder zum Mantra OM AH HUNG zurück. Diese drei Silben stehen in direkter Verbindung mit unserem Atem. In diesem Bereich unterscheidet sich der eingeweihte Yogi deutlich von dem »einfachen« religiösen Menschen. Während sich der Nichteingeweihte darauf beschränkt, das Mantra ohne weitere Vorstellung zu rezitieren, kennt der Yogi das innere geheime Mantra, das verbunden mit dem Atem in seinem Energiekreislauf wirken wird.

OM bezieht sich auf ein Einatmen, AH erklingt während einer Atempause, und HUNG ist der Klang, der in Verbindung mit der Ausatmung die im Körper zirkulierende Energie wieder ausstößt. OM AH HUNG ist also der Klang des natürlichen Atemvorgangs.

In Tibet sagt man, dass der Atem unmittelbar mit dem Karma verbunden ist. Wir können an uns selbst beobachten, dass sich unser Atem bei jeder Gefühlsregung verändert. Wir atmen anders, wenn wir uns freuen, traurig sind, uns ärgern, wütend sind, Angst haben oder Hass empfinden. Die Qualität des Pranas, das wir einatmen, entspricht der jeweiligen Verfassung, in der wir uns befinden. Diese Energie stimuliert und prägt all unsere feinstofflichen Energiezentren und Kanäle und manifestiert sich schließlich auch im physischen Körper als gesund, oder eben als krank!

Die natürliche Einatmung bringt also ganz von allein den Klang OM hervor. Der Atem und das damit verbundene Prana fließen auf natürliche Weise in den unteren Bereich des Rumpfes, wo sie sich vier Finger breit unter dem Bauchnabel in einer minimalen Atempause sammeln. Diese Atempause entspricht der Natur des Klanges AH. Die Qualität der dann folgenden, natürlichen Ausatmung generiert den Klang HUNG. Wir sehen also, dass die Funktion des Atmens nicht nur ein Einatmen von Luft durch die Nasenlöcher in die Lungen ist, sondern in Bezug auf unser Energiesystem einen erheblich größeren Stellenwert einnimmt. Nicht umsonst sagt man »Atem ist Leben«. Der durch die natürliche Atmung entstehende Energiefluss hat die Kraft, alle Heilfunktionen des Körpers anzuregen.

Wenn wir Mantras zur Selbstheilung oder zur Heilung anderer nutzen wollen, ist es wichtig, dass wir essenzielle Basisübungen durchführen und im speziellen Fall die beschriebene Übung mit den drei Silben. Nachdem wir die Erfahrung von Energiefluss, verbunden mit Mantra und Atem, wirklich intensiv praktiziert haben, werden wir die Macht und die Kraft des Mantras erkennen und sie uns und anderen zunutze machen können.

Gewöhnlich atmen die meisten Menschen ein und aus, ohne dabei eine Atemhaltung, die den Klang A hervorbringt, auszuführen. Das hat zur Folge, dass diese Art von Atmung wesentlich kürzer ist. Solche Menschen fühlen sich wesentlich nervöser und unausgeglichener als Menschen, die gelernt haben, richtig zu atmen: einatmen, kurze Atempause, ausatmen. Bei Menschen, die oft wütend sind oder sich von anderen destruktiven Emotionen beherrschen lassen, fehlt der Klang A im Atemrhythmus völlig, wobei die Klänge OM und HUNG nur sehr kurz andauern.

Der Klang des HUNG kann sehr kraft- bzw. »zornvoll« sein. Wenn wir ein HUNG laut ausstoßen, kann es die Kraft eines Boxhiebes entwickeln. So ist HUNG jene Energie, die durch alle Hindernisse, sogar durch Wände schallt und alle mentalen und physischen Blockaden zu brechen in der Lage ist. AH hingegen, ist die Wurzel unserer Stimme und der Ursprung aller Mantras. So ist A die Mutter aller Buchstaben (und Klänge) des Alphabets. Dies ist nicht nur in der tibetischen Kultur der Fall. Wir kennen im christlichen Gedankengut das Alpha und das Omega – Anfang und – Ende, und in der jüdischen Kabbala ist das Alef, der

Klang A, die Mutter aller übrigen Klänge und somit auch die Mutter aller Manifestationen. Nichts kann existieren ohne das vorausgegangene AH. Diese Gesetzmäßigkeit ist in allen menschlichen Sprachen zu finden. Ist ein Mensch nervös und hektisch und spricht er schnell, so gibt er dem AH keinen Raum. Ein Mensch hingegen, der eher langsam spricht, zeigt, dass er ruhig, nachdenklich und entspannt ist, da das AH in seiner Atmung Raum bekommt.

Ein Yogi atmet rund um die Uhr stets so, dass das OM, das AH und das HUNG ganz natürlich in ihm klingen, ob das nun beim Gehen, Stehen, Reden oder Schlafen ist.

Im Nordosten Tibets gibt es eine Region mit dem Namen Amdo, das bedeutet Gegend des AH. Rebkong, der Sitz unserer Ngakpa-Tradition, ist ein Teil Amdos. Die Tibeter nennen diese Gegend so, weil der Name den dortigen Bewohnern entspricht. Hört man diesen Mensch zu, so gewinnt man den Eindruck, jedes Wort beginne mit A.

Die Übung mit dem AH

Um etwas mit der Silbe AH zu üben, kann man beobachten, wie beim Einatmen zuallererst das A schwingt und sich dann allmählich in ein OM wan-

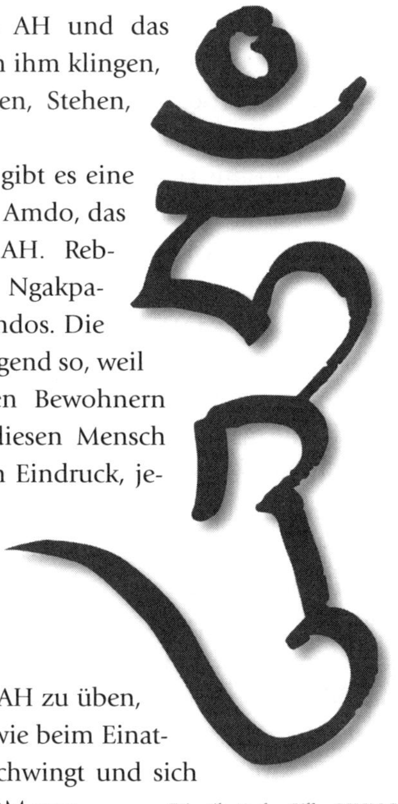

Die tibetische Silbe HUNG

delt. Es klingt also mehr ein AAAAOOOOMMMM (etwa aoum). Nach der offenen Atemhaltung, in der das AH wiederum Raum hat, beginnt in der allerersten Phase des Ausatmens ein HA, das sich dann in ein deutliches HUNG wandelt. Es entsteht beim Ausatmen also eher eine Art von HAHUUUUNG.

Wenn wir die Übung mit dem AH machen, sollten wir nichts visualisieren oder denken. Das einzige, was wir tun, ist, natürlich zu atmen.

Eine weitere Methode, die dazu dient, das AH zu üben, hat nichts mit Atem oder Klang zu tun, sondern steht ausschließlich in Verbindung mit unserem Geist (Mind). Wir lassen das AH also nur gedanklich in unserem Inneren ertönen, und zwar in einem Dreierrhythmus: AAA – AAA – AAA ... Diese Übung wird unser Bewusstsein direkt positiv beeinflussen.

Wenn wir das OM AH HUNG, verbunden mit der zuvor beschriebenen Atemmethode, üben, wird sich die AH-Phase, also die Dauer unserer Atemruhephase nach dem Einatmen, von ganz allein immer mehr vergrößern. In persönlichen Unterweisungen werden dem Schüler ganz bestimmte Atemrhythmen anvertraut. Das heißt, dass der Yogi in kleinen Schritten den Atem an seine Herzschläge anpasst und verbunden mit dem eigenen Puls das Einatmen, Anhalten und Ausatmen exakt abzählt. Diese Rhythmen werden traditionell nicht allgemein veröffentlicht. In Tibet ist die Geschichte eines verwirklichten Yogis bekannt, der es mit dieser Übung geschafft hat, nur einmal innerhalb von sechs Tagen zu atmen.

Für unsere körperliche Vitalität und unseren energetischen Zustand ist die kurze Atempause auch deshalb von erheblicher Bedeutung, weil erst durch diese Phase das eingeatmete Prana (Energie) aus der Luft absorbiert werden kann. Demnach sind wir vitaler, je intensiver wir atmen.

Es gibt noch viele Übungsvarianten, die sich auf das AH konzentrieren. Insbesondere in den Dzogchen-Praktiken, dem Yoga der großen Vollkommenheit, wird dem AH eine essenzielle Bedeutung zugemessen.

Die Reinigung der Sechs Lokas

»Aufgrund des Begehrens,
des Werdens und der Unwissenheit
wandern die Wesen ohne Bewusstheit zwischen den fünf Klassen des Seins im Kreise – zwischen dem Mensch-Sein, dem Götterdasein und dem Sein in den drei unteren Daseinsbereichen –, gerade so wie auf der Scheibe eines Töpfers.«
(Der Buddha in der Lalitavistara-Sutra)

Unter Werden versteht man eines der zwölf Glieder des abhängigen Entstehens. Es bezeichnet die Möglichkeit, eine neue, dem Karma bedingte Lebensform hervorzubringen. Diese zwölf Glieder erklären den Prozess des Ansammelns von Karma auf der Basis des Prinzips von Ursache und Wirkung. Die Unwissenheit, Verdunkelung oder das Nichterkennen bedeuten hier, dass wir uns der wahren Natur der Erscheinungen nicht bewusst sind. Wir ordnen dem, was ohne »Ich« ist, ein Selbst zu. Aus dieser Unwissenheit heraus entstehen die Geistesformationen (die sogenannten Samskaras). Sie sind durch Taten des jetzigen und des vergangenen Lebens erschaffen worden. Diese Geistesformationen schlummern so lange in der Tiefe unserer Wesenheit, bis sie in einem Leben zur Auswirkung kommen. Wenn, an diesem Punkt angelangt, das Bewusstsein in den Mutterleib eingeht, entstehen die fünf Skandhas (Die fünf Ansammlungen; sie beschreiben die einzelnen Aspekte, die unsere Person ausmachen): Namen und Formen, Bewusstsein, Empfindung, Wahrnehmung, Geistesformation und Form. Danach entstehen die sechs inneren Sinnesorgane. Aus diesen wiederum bildet sich das Empfinden, das angenehm oder unangenehm sein kann. Aus den angenehmen Empfindungen erwächst das Verlangen, angenehme Sinnesobjekte zu besitzen.

Aus diesem Verlangen wiederum resultiert die Anhaftung an diese Objekte, das bedeutet, wir wollen uns nicht mehr von dem trennen, was uns zuvor Freude gemacht hat. Diese Anhaftung an bestimmte Objekte hat Handlungen zur Folge, die wiederum Ursache für die nächste Wiedergeburt sind. So wird das Entstehen weitergeführt.

Die Geburt bringt unweigerlich das Altwerden und den Tod mit sich, und der Zyklus von Tod und Wiedergeburt (Samsara) wiederholt sich erneut.

Jedes dieser Glieder produziert dasjenige, das ihm nachfolgt. Und dieses ist wiederum das Produkt des Gliedes, das ihm vorangeht. Wenn wir dieses Prinzip erkennen und das erste Glied, die Unwissenheit, zerstören, so zerstören wir auch die Geistesformationen und alles Folgende. So lösen wir das Karma auf.

Die 6 Daseinsbereiche und ihre Bewohner

Hoher Bereich

1. Deva	Stolz	Gleichmut, Weisheit der Gleichwertigkeit	Stirn
2. Asura	Neid	Gönnerschaft, vollendete Weisheit	Hals, Nacken
3. Mensch	Leidenschaften	Weisheit	Herz

Niederer Bereich

4. Tier	Unwissenheit	Unbegrenzte Intelligenz	Nabel
5. Preta	Geiz/Gier	Großzügigkeit, unterscheidende Weisheit	Sexualbereich
6. Höllen-wesen	Hass, Zorn	Klarheit, spiegel-gleiche Weisheit	Füße

Bereits im Kapitel über Karma wurde die Existenz der sogenannten Sechs Lokas beschrieben. Demnach existieren sechs Körperregionen, die uns mit den sogenannten Daseinsebenen des Kreislaufs von Leid, Tod und Wiedergeburt verbinden. Aufgrund unserer unausgeglichenen Charaktereigenschaften und destruktiven Empfindungen können wir von den verschiedensten Ebenen und Wesen energetisch »provoziert«, das heißt beeinträchtigt, werden. Um das Empfänglichsein für negative äußere Einflüsse zu stoppen, entstanden sowohl in der Bön, als auch in der buddhistischen Tradition Tibets mehrere sich ähnelnde Yoga-Methoden, die dann in entsprechende Tantras (rituelle Texte) niedergeschrieben wurden. Eine einfache Variante, die ich hier in diesem Buche veröffentlichen darf, steht ebenfalls mit dem Dreisilbenmantra OM AH HUNG in Verbindung. Sie können diese Übung machen, nachdem Sie schon einige Erfahrungen mit dem natürlichen Atem und dem Klang OM AH HUNG machen konnten.

Setzen Sie sich bequem mit geradem Rücken auf ein Kissen oder auf einen gewöhnlichen Stuhl. Achten Sie unbedingt darauf, dass Ihre Wirbelsäule aufgerichtet ist.

Nehmen Sie nun eine Mala in die linke Hand. Konzentrieren Sie sich nun auf Ihre Fußsohlen, und stellen Sie sich dort eine runde Sphäre vor, die in ihrer Farbe dunkel und verunreinigt ist. Während Sie nun das Mantra OM AH HUNG 108-mal halblaut und kraft Ihrer Vorstellung in diese Sphäre, die Fußsohlen, rezitieren, sehen Sie, wie die dunklen Farben allmählich aufgelöst und durch alle leuchtenden Regenbogenfarben ersetzt werden.

Genauso verfahren Sie nun mit den nächsten fünf Sphären, dem Wurzel-Chakra, mit Sitz am Beckenboden, dem Nabel-Chakra, das vier Finger breit unter dem Bauchnabel zu finden ist, dem Herz-Chakra, im Zentrum der Brust, dem Hals-Chakra und dem Kopf-Chakra (Scheitel).

Wenn Sie nicht viel Zeit haben, können Sie die Übung auf jeweils 21 Wiederholungen abkürzen. Wenn Sie etwas Übung haben, können Sie sich auch fünf Tage oder fünf Wochen vornehmen, in denen Sie dann je Tag oder Woche eine Sphäre »bearbeiten«. In diesem Fall können Sie dann mindestens zehn Malas, also 10 x 108 Wiederholungen, je Chakra rezitieren. Beginnen Sie auf jeden Fall langsam, weil Sie sich erst an die Energie und die damit verbundenen Veränderungen in Ihrem Körper, Ihrer Psyche und dem Geist gewöhnen müssen.

Machen Sie sich diese Übung ruhig zur Gewohnheit, oder wiederholen Sie sie zyklisch mehrmals im Jahr.

Reinigung der Elemente

Mantra-Übung

OM AH HUNG, E SHUDDE SHUDDE A SVAHA
(BLAU, BEGIERDE, RAUM)

OM AH HUNG, YAM SHUDDE SHUDDE A SVAHA
(GRÜN, ZORN/HASS, LUFT)

OM AH HUNG, VAM SHUDDE SHUDDE A SVAHA
(WEISS, UNWISSENHEIT, WASSER)

OM AH HUNG, LAM SHUDDE SHUDDE A SVAHA
(GELB, STOLZ, ERDE)

OM AH HUNG, RAM SHUDDE SHUDDE A SVAHA
(ROT, ARGWOHN, FEUER)

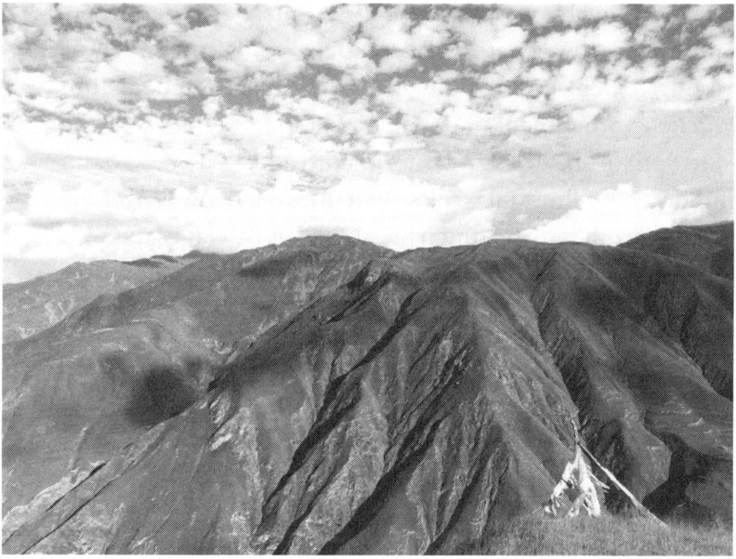

Meditationsplatz in Tibet

Anmerkung zum Elemente-Mantra:
Das Elemente-Mantra können Sie viele Male wiederholen. Es entgiftet den Körper bis hinunter in die physische Ebene. Das Mantra gleicht auch die Gehirnhälften und jede Disharmonie zwischen den Elementen aus.

Reinigung von Karma und spirituellen Beziehungen

Visualisierungsübung
(in Anlehnung an traditionelle Vajrasattva-Praktiken)

Über Ihrem Scheitel (Fontanelle) erscheint eine weiße Lotosblüte. Auf dieser Lotosblüte liegt eine Mondscheibe, auf der sich die tibetische Silbe HUNG befindet.

Das HUNG verwandelt sich in einen Vajra (Zepter) mit einem HUNG in seinem Zentrum, von dem regenbogenfarbenes Licht ausgeht.

Dieses Licht reinigt die Verdunkelungen aller Wesen und bringt allen Buddhas und Bodhisattvas Opfergaben dar.

Es kehrt zurück und verschmilzt mit der Keimsilbe HUNG (am Scheitel).

Daraus entsteht Vajrasattva (als Person zu visualisieren, siehe unten), der in seiner Essenz unser eigener innerer Lehrer – Wurzelguru – ist.

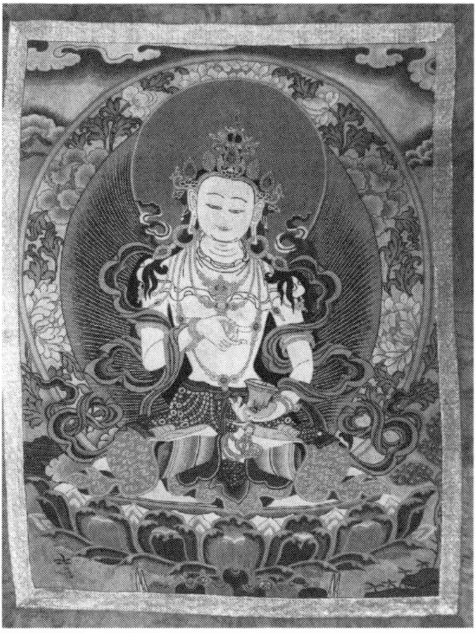

Vajrasattva (Quelle: Tibetian Himlayan Digital Library, www.himalayanart.org)

Vajrasattva ist von weißer Gestalt und hält Vajra und Glocke in seinen Händen. Er sitzt anmutig in der halben Lotos-Haltung.

An den drei Stellen – Stirn, Hals und Herz – befinden sich die Mantrasilben OM, AH, HUNG. Von diesen Mantrasilben strahlt Licht aus, welches die Weisheitswesen und Einweihungsbuddhas einlädt.

Sprechen Sie einmal DSA HUNG BAM HO, und visualisieren Sie, wie vier Dakinis die Weisheitswesen abholen und heranbringen.

Diese Weisheitswesen verschmelzen nun untrennbar mit dem über uns schwebenden Vajrasattva.

Nun erscheinen die Einweihungsbuddhas; es sind die fünf Dhyani-Buddhas aus dem Mahayana-Buddhismus. Jeder von ihnen repräsentiert je eine Buddhafamilie und ein Element (Raum, Feuer, Luft, Wasser, Erde).

Diese fünf Buddhas gießen Nektar aus Gefäßen über den Kopf unserer Vajrasattva-Visualisation. Sprechen Sie nun das Mantra:

OM SARVA TATAGATA ABHI KEKATA SAMAJA
SHRIJE HUNG

Der Nektar der Buddhas füllt den Körper des Vajrasattva vollkommen aus, und die Buddhas verschmelzen in der Form des Vajrasattva.

Sprechen Sie nun das Mantra der sogenannten äußeren Gaben, durch welches den gerufenen Gästen Weisheitsausstrahlungen dargebracht werden. Falls Ihnen hierzu die persönlichen Unterweisungen fehlen, so visualisieren sie Lichtstrahlen, welche als Gaben dargereicht werden:

OM BENZA SATVA SAPARIVARA
ARGHAM
PADJAM
PUSHPAM
DHUPAM
ALOKE
GAHNDE
NEVIDJA
SHAPTA
PRATITSA JE SOHA

Rezitieren Sie nun das 100-Silben-Mantra viele Male (7-, 21- oder 108-mal). Dabei visualisieren Sie, dass um das Herzzentrum des Vajrasattva das Mantra kreist und Lichtstrahlen in alle Richtungen aussendet. Dieses Licht reinigt alle Verdunkelungen, Probleme und Schwierigkeiten aller Menschen und fühlenden Wesen. Das Licht fließt wieder zurück und sammelt sich in der Gestalt von Vajrasattva.

Aus dem rechten Zeh des Vajrasattva strömt nun Nektar (Ambrosia) aus, der durch das Mantra entstanden ist. Dieser fließt direkt in Ihren Scheitel und somit in Sie hinein. Ihr gesamter Körper und Ihre Aura werden nun von oben nach unten mit diesem Nektar aufgefüllt.

Alle Verunreinigungen, Krankheiten und alles negative Karma werden durch diesen Nektar gereinigt. Sie treten als dunkelgrauer Rauch aus Ihren Hautporen, aus Ihren Fußsohlen, Ihrem Atem und den Ausscheidungen aus.

Durch die Reinigung und den Sie auffüllenden Nektar werden Sie nun rein wie ein leuchtender Kristall.

Das 100-Silben-Mantra

OM VAJRASATTVA SAMAYA MA NU PALAYA
VAJRASATTVA TENOPA TISHTA DRI DHO ME BHAVA
SUTO SHAYO ME BHAVA SUPO SHAYO ME BHAVA
ANU RAKTO ME BHAVA SARVA SIDDHI ME PRA YA TSA
SARVA KARMA SUTSA ME TSITAM SHRE YAM
KURU HUM
HA HA HA HA HO
BHAGAVAN SARVA TATHAGATA VAJRA
MA ME MUNTSA
VAJRI BHAVA MAHA SAMAYA SATTVA AH
(UND NACH DER LETZTEN WIEDERHOLUNG:)
SAMAYA SHUDDHE AH.

Wiederholen Sie diese ausführliche Praktik mindestens einmal im Monat, wobei das 100-Silben-Mantra am besten täglich 3-, 7-, 21- oder 108-mal wiederholt werden sollte. Anfangs fällt es Ihnen sicherlich schwer, die oben beschriebenen, traditionellen Visualisierungen durchzuführen. In diesem Fall können Sie die Übung einfacher gestalten, indem Sie eine Lichtsphäre visualisieren (Lichtkugel), die stellvertretend das gesamte Mandala (Vorstellungsbild) beinhaltet. Wenn Sie dies in ruhiger Überzeugung tun, kann die Wirkungsweise genauso effektiv und kraftvoll sein wie die Ausübung der traditionellen Anweisungen.

Wenn Sie momentan nicht über die Kapazität verfügen, diese umfangreiche Praktik durchzuführen, dann können Sie sich damit begnügen, das 100-Silben-Mantra zu rezitieren.

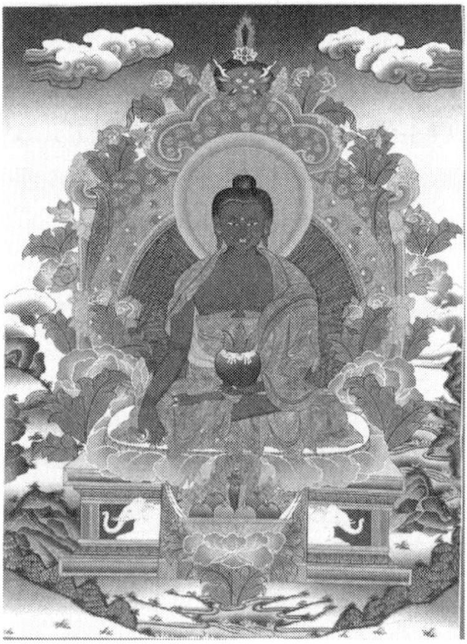

Medizinbuddha

Der Medizin-Buddha

Auf tibetisch heißt der Medizin-Buddha Sanggye Menla. Er ist der Schirmherr aller buddhistischen Ärzte, Yogis und Schamanen. Die später beschriebene Anwendung des Medizin-Buddhas lehnt sich an den tibetischen Originaltext eines Sutras an. Die Mantra-Rezitationen sind sehr kraftvoll und fördern sowohl die Heilkraft eines spirituellen Heilers als auch die Selbstheilungskräfte kranker Menschen. Wer seine Heilkräfte oder seine Genesung auf ein enormes Potenzial steigern will, der sollte das folgende kurze Mantra immer wieder praktizieren:

TAYATA;
OM BHESHA ZE BHESHA ZE
MAHA BHESHA ZE
RAZA SAMUNG GATE SO HA

Für Kranke gilt: Das Mantra sollte täglich von morgens bis abends ununterbrochen in den Gedanken kreisen. Mindestens einmal täglich sollte es für fünfzehn Minuten konzentriert mit der entsprechenden Visualisierung gesprochen oder geflüstert werden. Wer selbst spirituelle Heilungen durchführt und seine Methodik mit der des Medizin-Buddhas erweitern möchte, sollte auf viel Erfahrung in der Meditationsausübung zurückgreifen können. Es empfiehlt sich eine 40-Tage-Praktik mit mindestens einer Stunde täglicher intensiver Meditation. Wie in jeder authentischen tantrischen Meditation wird sich auch in der hier beschriebenen Praktik ihre Verwirklichung in Träumen zeigen.

Die Medizin-Buddha-Praktik

(in Anlehnung an traditionelle Medizin-Buddha-Praktiken)

Visualisierung

Vor Ihnen befindet sich ein Löwenthron, auf dem ein Lotos mit einer Sonnen- und Mondscheibe ruht.

Auf der Mondscheibe sitzt der Medizin-Buddha.

In seiner rechten Hand hält er die Heilpflanze und in seiner linken eine Bettelschale, gefüllt mit Nektar (Ambrosia).

Er ist umgeben von vielen Lamas und Gottheiten, vielen Buddhas und Bodhisattvas. Es sind so viele, wie es Staubkörner im Sonnenlicht gibt.

Von Stirn, Hals und Herz des Medizin-Buddhas strahlt Licht in alle Richtungen aus und lädt dabei alle Weisheitswesen zur Verschmelzung ein. Der Medizin-Buddha beseitigt die Krankheiten aller fühlenden Wesen und verkörpert Weisheit, Mitgefühl, Kraft und Aktivität.

Opferungsmantra an den Medizin-Buddha:

OM SARVA TATAGATA SAPARI WARA
ARGHAM
PADJAM
PUSCHPAM
DUPAM
ALOKE
GHANDE
NEVIDJAM

SCHAPTA
PRATITSA
SOHA

Lobpreisung

Bhagavan, du bist der für alle Wesen
gleichermaßen Gütige.
Schon durch das Hören deines Namens werden alle Leiden in den niederen Bereichen beseitigt*
Medizin-Buddha, Lehrer, der die Krankheiten der drei Gifte beseitigt, ich verbeuge mich vor dir,
dem Licht des Vaidurya.
Ich bekenne die unheilsamen Handlungen,
die ich seit anfangslosen Zeiten angehäuft habe,
und erfreue mich an allen tugendhaften Taten.
Lehrer, König der Heilkundigen,
du besitzt die herrliche Vollendung,
spontan das Wohl zu bewirken.
Mögen alle fühlenden Wesen,
die durch Krankheit gequält werden,
die Herrlichkeit von Freude, Glück
und Gesundheit erleben.

Visualisierung zur Mantra-Wiederholung

Mit der oftmaligen Wiederholung des Mantras erwacht der Heilstrom des Medizin-Buddhas und seines Gefolges.

* Hier sind alle Daseinsebenen gemeint, deren Wesenheiten ans Rad der Wiedergeburten gebunden sind. Es sind insbesondere die Ebene der Höllen, der Hungergeister und die Tierebene gemeint. (Siehe Seite 113).

Aus den Herzen seines Gefolges tritt grenzenloses Licht aus, das alle fühlenden Wesen erreicht, insbesondere jene, auf die man seine Aufmerksamkeit richtet, und auch den Meditierenden selbst. Seit anfangloser Zeit angesammeltes Karma und alle störenden Gefühle, Geister, Negativitäten und Verdunkelungen werden gereinigt.

So gelingt es, in einem Augenblick, die Erleuchtungsebenen aller Buddhas und ihrer Söhne, der Bodhisattvas, zu verwirklichen.*

Die Rezitation des langen Medizin-Buddha-Mantras

TAYATA/GHUME/GHUME I MINI MIHI/MATI MATI/SAPTA TATAGATA/SAMADHYA/DHISCH TATE/A TE MATE PALE/PAPAM SCHODHANI/SARVA PAPAM NASCHAYA/MAMA BUDDHA/BUDDHOT TAME/UME KUME/BUDDHA KSCHETRA/PARI SCHODANI/DHAMENI DHAME/MERU MERU/MERU SCHKARE/
SARVA AHKALA/MRITYU NAVA RENI/BUDDHE SU BUDDHE/
BUDDHA DHISCH TITE NARA KSCHAN TUME/SARVA DEVA/SAME ASAME/SAMANVA HARAN TUME/SARVA DUDDHA BODHISATVA/SCHAME SCHAME/PRASCHAMAN TUME/SARVA ITYUPA/DRAVA BYA DHAYA/PURANI PURANI/PURA YAME/SARVA AHSCHAYA/BEDURYA PRATI BHASE/
SARVA PAPAM KSCHAYAM KARI SOHA.

* Die im Buddhismus übliche Bezeichnung der Verwirklichung bedeutet Erleuchtung. Erleuchtet, also verwirklicht, ist eine Wesenheit, wenn sie sich von allen Konzepten losgelöst und den Zustand der »Ursprünglichkeit« erreicht hat. Intellektuell ist dieser Zustand nicht zu verstehen. Er kann nur selbst erfahren werden.

Das kurze Medizin-Buddha-Mantra

TAYATA;
OM BHESHA ZE BHESHA ZE
MAHA BHESHA ZE
RAZA SAMUNG GATE SO HA

Stellen Sie sich während der kurzen Mantra-Rezitation Folgendes vor:

Alle versammelten Wesen um den Buddha lösen sich in Licht auf und verschmelzen mit ihm. Von Körper, Rede und Geist (Stirn, Hals, Herzmitte) des Medizin-Buddhas strahlt weißes (Stirn), rotes (Hals) und blaues (Herzmitte bzw. Brust) Weisheitslicht aus. Diese drei Lichtstrahlen verschmelzen mit Stirn, Hals und Herz und reinigen alle Verschleierungen.

Nun löst sich der Buddha in reines Regenbogenlicht auf und fließt über meinen Scheitel in meinen eigenen Körper, der das Buddha-Licht absorbiert.

Ich vereine mich untrennbar mit der großen Verkörperung allen siegreichen Mitgefühls und aller siegreichen Weisheit.

Ich ruhe im Zustand von Mahamudra – der Einheit von Leere und Form.

Verbleiben Sie nun ruhend im natürlichen Zustand des Geistes.

Nun sprechen Sie ein Wunsch- und Widmungsgebet:

»Möge durch das Heilsame der Ausführung von Opferungen, Lobpreisungen, Rezitationen und Meditationen dieses Leben glücklich, lang und frei von Krankheiten sein.

Mögen wir zum Zeitpunkt des Todes das Angesicht der reinen Buddha-Länder sehen.

Mögen ich und alle fühlenden Wesen in Zukunft in der Mitte von Lotosblüten in den Buddha-Ländern wiedergeboren werden, und mögen wir, nachdem wir die zwei großen Ansammlungen (von gutem Karma) vollendet haben, den Zustand der höchsten Erleuchtung erlangen.«

Der Medizin-Buddha für Fernbehandlungen

Wer sich selbst intensiv mit dem Medizin-Buddha auseinandergesetzt und das Mantra oft wiederholt hat, kann dessen Heilkraft auch gezielt auf andere Menschen oder Tiere wirken lassen. Dabei folgen Sie der obigen Beschreibung zunächst bis zur Verschmelzung mit dem Buddha. Nachdem das Licht des Buddhas von Ihrem Scheitel absorbiert wurde, beginnen Sie, sich selbst als Buddha zu fühlen und wahrzunehmen. Ihre (eigene) Buddha-Manifestation dürfen Sie in keiner Sekunde anzweifeln. Wenn Sie so weit visualisieren und fühlen können, lassen Sie weißes Licht aus Ihrer Stirn und den Klang OM, rotes Licht aus dem Hals mit dem Klang AH und blaues Licht aus Ihrem Herzen zusammen mit dem Klang HUNG strahlen. Das weiße Licht und OM stehen für die Ursprünglichkeit (Reinheit) des Körpers, das rote Licht mit dem AH für die Ursprünglichkeit der Stimme beziehungsweise den Ausdruck, und das blaue Licht mit dem HUNG symbolisiert die Ursprünglichkeit des Geistes. Diese drei Lichter durchdringen zuerst die entsprechenden drei Stellen des Menschen, den Sie behandeln oder für den Sie um Genesung bitten wollen. Lassen Sie nun die drei Lichter als ein Regenbogenspektrum die ganze Erscheinung, alle Ebenen des Kranken durchdringen. Lösen Sie die dunklen Wolken der Krankheitsenergie, negative Wesenheiten, schlechte Gewohnheiten und anderes Übel aus dem Körper, und lassen Sie es von dem Regenbogenlicht mühelos absorbieren. Ist der Kranke selbst von Grund auf rein, werden Sie ihn als im Regenbogenlicht strahlenden Buddha erkennen können. Haben Sie diesen Punkt erreicht, werden Sie von vollkommenem Frieden erfüllt sein. Nun können Sie Ihre Sitzung in Dankbarkeit beenden. Sprechen Sie nicht über diese Heilung. Flüstern Sie während der gesamten Heilsitzung das kurze Medizin-Buddha-Mantra.

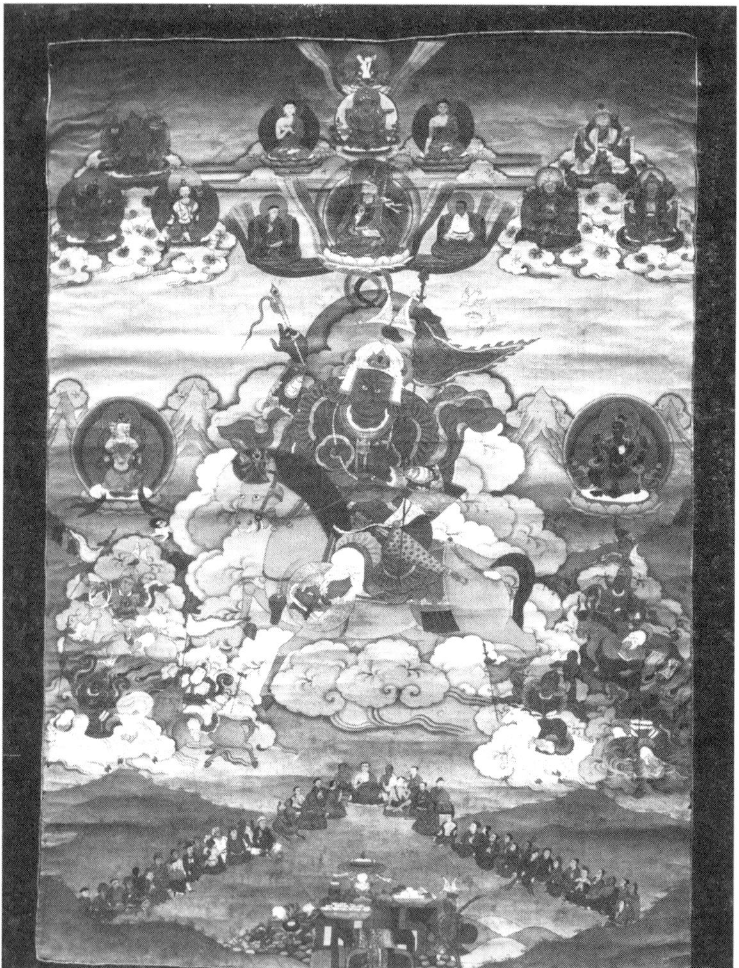

König Gesar von Ling, eine Ausstrahlung Padmasambhavas

Mantras für das Heilen und Befrieden von Krankheiten und Hindernissen

Nachfolgend eine Liste verschiedener Krankheiten und die zugehörigen Heilmantras, wie sie auch in der Ausbildung »Tibetisches Mantraheilen« Ngakpa e.V. gelehrt und übertragen werden. Da diese Mantras nur nach einer entsprechenden Einweihung/Initiation durch einen hierfür autorisierten Meditationsmeister angewendet werden können, bin ich dazu verpflichtet, die Mantras (mit einigen Ausnahmen) jedem anderen Kreis gegenüber zu verschweigen.

1. OM A LO KARPO SHE SA HUNG PHAT

Allergie, laufende Nase

- sehr oft rezitieren und/oder Mantrawasser

2. OM AH HUNG

Allgemein

- auch zum Schutz vor verschiedenen Krankheiten
- Schutz vor dämonischen Attacken, besonders nachts
- auf Spucke unter die Achseln reiben
- etwas Morgenurin mit dem Mantra besprechen und gegen alle möglichen Krankheiten und Allergien, Heuschnupfen etc. trinken

3. OM RUG RUG CHIR CHIR SROK KI NING PO LA BAD: RA SHA TSI DE CHUNG

Arthritis

- 3000-mal rezitieren, Wasser zum Einreiben und Trinken; Wasserguss

4. OM IG SHA

Augen

- 21-mal rezitieren – ins Auge blasen – danach 21-mal rezitieren und auf Hinterkopf blasen

5. OM LAKMA ZANG ZANG SOHA

Augen (gegen Verunreinigungen)

- 1000-mal rezitieren

6. OM LILI HUNG PHAT
Augen (Entzündung)
- Augentropfen aus Mantrawasser herstellen, mindestens 1 Mala rezitieren

7. OM PU HE TE SOHA
Augen (Blendungen, Schneeblindheit, Schweißlichtverletzung)

8. OM RUNI HUNG PHAT SOHA
Augen
- Augentropfen; noch eine Variante – auf in Wasser eingeweichtes Brot blasen und es auf die Augen auflegen

9. TIKTA TIKTA MUK SOHA
Augen
- rezitieren, danach in die Augen blasen

10. OM HUNG: LUNG CHOD: SA CHOD: ME CHOD: CHU CHOD: HA RI NI SA: GYUK: ZERGI DAK MO CHOD: SO HA
Ausscheidung (Durchfall stoppen)
- so lange wie möglich rezitieren, für andere Mantrawasser zum Trinken

11. OM NER SE YER BAT SOHA
Ausscheidung (Durchfall stoppen)
- Wenn man das Mantra für sich selbst verwendet, so spricht man es 1000-mal. Wenn es für andere ist, so bläst man nach der Rezitation auf ein Glas Wasser und gibt es dem Patienten zu trinken.

12. OM SOG TSIG SOG TSIK SOG NAN SOHA
Bauchraum, Blinddarm – starke Schmerzen

- Mantrawasser mit Salz trinken und/oder einreiben

13. OM RAM RAM SHAK SHAK TSIR TSIR TSEG TSEG BAT NYEL SOHA
Blase, Nierensteine auflösen

- für sich selbst angewendet, Mantra schweigend rezitieren bis der Erfolg eintritt

14. OM ZAB NYL ZUR NI SOHA
Blase und Ausscheidung (Verstopfung)

- zuerst das Kronen-Chakra berühren, dann die Nieren
- bei Problemen mit dem Stuhlgang Mantrawasser im Uhrzeigersinn um den Kopf reiben
- bei Problemen mit dem Wasserlassen Mantrawasser gegen den Uhrzeigersinn um den Kopf reiben

15. HA HA HA HA
Blockaden, emotionale lösen

- kurzes Mantra aus dem Bauch heraus stimmlos ausstoßen

16. HA HA HA HA
Blockaden, mentale lösen/Gedankenstille erreichen

- Mantra scharf, kurz laut ausstoßen

17. THEB THEB KHRED KHRED CHOD CHOD
Blut (stoppt sofort jede Art von Blutung, auch bei verletzten Blutgefäßen)

- 7-mal rezitieren, auf Daumen blasen und Daumen auf Blutung drücken
- bei Hämorrhoiden und Blutverlust

Wenn man das Mantra für sich selbst anwendet, so spricht man es 7-mal, dann bläst man auf den Daumen und legt ihn so auf die Wunde, dass sie verschlossen ist. Diese Methode kann man auch für andere anwenden; außerdem wirkungsvolle Methode bei gynäkologischen Störungen, z. B. bei lange andauernder Menstruation. In einem solchen Fall soll die Frau das Mantra rezitieren, auf ein volles Glas Wasser blasen und es austrinken. Im Ursprungstext heißt es, dass man dieses Mantra nicht zu oft sprechen soll, da sich davon das Blut verdicken kann.

18. U TSA LA TRA ME SOD
Bluthochdruck
- gegen Bluthochdruck
- wird auf besondere Weise angewendet

Man braucht eine Eisenstange, deren Hälfte man im Feuer zum Glühen bringt. Danach spricht man das Mantra, nimmt das Eisenstück am kalten Ende und bläst auf das glühende Ende, taucht das Eisen in ein Gefäß mit Wasser. Der Patient bedeckt den Kopf mit einem Handtuch und atmet den Dampf ein, der beim Eintauchen des glühenden Eisens ins Wasser entsteht. Dieses Mantra ist eines der besonderen Mantras. Wenn man z. B. dieses Mantra auf glühendes Eisen bläst und nach entsprechenden Rezitationen das Eisen an die Zunge legt, so gibt es keine Verbrennungen. Deshalb heißt diese Methode buchstäblich »lecken oder berühren von glühendem Eisen«. Es gibt Yogis, die das Mantra auf diese Art beherrschen. Andere denken, dass Glühendes-Metall-Lecken eine Art von Magie wäre, doch in Wirklichkeit hängt diese Methode nur von der Rezitierung des Mantras ab. (Bitte nicht ausprobieren!)

19.
Chakra

(A)
OM A AH II IIH OO OOH RI RIH LI LIH E EH O OH AM A
KA KHA GA G'HA NGA, TSA TS'HA DZA DH'ZA NYA,
TRA T'HRA DH'RA D'RA NA TA T'HA D'HA DA NA
PA P'HA BA B'HA MA MA YA RA LA WA SHA
KA SA HA CHA SO HA.

(B)
OM YE DHARMA HETU TRA BHAWA HETUN
TEKEN TAT'HAGATO
HAYA WADE TEKEN TSA YO NIRODHA EWAM WANDI
MAHA SHRAMANA SO HA

Dieses Mantra reinigt das Hals-Chakra, man sollte es vor dem Beginn einer Mantraheilung 7- oder 21-mal rezitieren. Ich rate Ihnen, das Mantra jeden Morgen vor Beginn der Anwendung zu rezitieren. Man sagt, dieses Mantra reinige nicht nur die Rede, sondern beseitige auch die Folgen, die mit der Einnahme verschiedener Arten von Nahrung verbunden sind. Es gibt aber einen einzigen Fall, wo das Mantra nicht wirkt: Wenn man die Zunge eines Tieres gegessen hat. Der berühmte Lehrer Padampa Sangye bestätigt dies in einem seiner Texte.

20. OM NA NA GAZA MUNTI A
Donner (Unwetter) stoppen
- Mantra leise im Geist wiederholen

21. OM AH HUNG NI RA SING YIR CHAD SOHA
Durchfall vorbeugen
- Mantrawasser über Nacht dem Sternenlicht aussetzen

22. HE HE LA YO BAK TA YA
Einschlafen
- auf Senfsamen blasen und dem Klienten zum Essen geben

23. OM AH HUNG E YAM KHAM RAM LAM SHUDDHE SHUDDHE AH AH
Elemente
- Reinigung, sooft es geht rezitieren
- sehr gut ist die Herstellung von Mantrawasser

24. OM E HO SHUDDHE SHUDDHE: YAM HO SHUDDHE SHUDDHE: BAM HO SHUDDHE SCHUDDHE: RAM HO SHUDDHE SHUDDE: A HE RAM: BHI HE RAM: BI NA RAM: SHUDDHE SHUDDHE A A A: SO HA
Elemente
- auch bei negativen Umwelteinflüssen, Verstrahlungen, Krankheiten etc.

25. TAYATA OM TSOM MEU LINI DUKA TAM SOHA
Entspannung
- täglich 7- oder 108-mal rezitieren, wirkt vorbeugend

26. OM SHO PA ZA TRI DU TRI DU YE SOHA,
BUZA BUZA DSA BUZA DHA NA YE SOHA
Epilepsie
- auf Gugul (Weihrauch) blasen und räuchern

27. PA TRI GYU LAM
Erkältung
(siehe auch Grippe)
- Nachdem man das Mantra oftmals rezitiert hat, sollte man wie folgt vorgehen: Die hohlen Hände zusammenlegen und an den Mund führen und langsam so ausatmen, dass die Luft von den Handflächen in die Nase zurückgeleitet wird. Wenn eine Mala nicht ausreicht, dann wiederholt man das Mantra so oft, bis sich eine Wirkung zeigt.

28. HA
Fieber
- tibetischen Buchstaben visualisieren und als Hitze langsam ausatmen

29. OM SU SU RI: DU DU RI: MAMOTHUN MAMOTHUN: PRAMOTHUN PRAMOTHUN: BRUMSHAL BAL SOD
Fieber
- wird bei Hitzezuständen und Fieber angewendet

Man sollte das Mantra 108-mal sprechen, auf ein Glas mit kaltem Wasser blasen und dieses trinken. Außer diesem Mantra kann man einfach beim Ausatmen den Laut HA aussprechen und sich vorstellen, dass aus dem Mund Dampf aufsteigt.

30. OM NA LE ZA LA HRI
Galle, Milz/Übelkeit
- kalten Mantrastein auf Hals oder Nacken legen

31. TRINAD YAKSHA NAKPO SOD SOHA
Gallenblase
- Mantrawasser mit bitteren Kräutern (Wermut, Chicorée, Salbei) aufkochen, danach bitte warm trinken

32. YAK CHA NAK PO SOD SOHA
Gallenblase
- Mantrawasser

33. YAK CHA NAK PO SOD SOHA
Geburt
- zur Geburtseinleitung Mantrabutter auf Scheitel einreiben, auf die Zunge legen und die Lenden damit einmassieren

34. OM AH HUNG KLAD KHRIS NAN SOHA
Gehirn, Migräne, Kopftumor
- Man rezitiert das Mantra 300-mal, wenn man es für sich anwendet. Wenn es für jemand anderen bestimmt ist, so bläst man nach 300 Rezitationen auf die Handflächen und legt diese so auf den Kopf des Patienten,

dass sie zwei sich senkrecht überkreuzende Linien ergeben und so ein energetisches Kreuz bilden.

35. OM AH HUNG SANG SANG YER YER SOHA
Gehör (Taubheit)

- Wenn man das Mantra für sich verwendet, spricht man es 108-mal, bläst auf die Handflächen und legt sie an die Ohren. Wenn man einem anderen hilft, so bläst man auf die Handflächen, legt eine Hand an ein Ohr und stellt sich vor, dass aus dem anderen Ohr schwarzer Rauch entweicht. Danach wiederholt man diese Prozedur mit dem anderen Ohr. Diese Methode kann man auch an sich selbst anwenden.

36. OM AH HUNG KHARA KHARA HARA HARA SOHA
Grippe

- in die Nase blasen

37. OM MERI MARPO SOD: CHU RI NGON PO SOD: CHAG RI NAG PO SOD: SHI SHI RAM RAM: SO HA
Haut, Verbrennungen

- Man spricht das Mantra 108-mal, bläst auf die Verbrennung oder auf die Brandsalbe, die dann auf die verbrannte Stelle aufgetragen wird.

38. OM MERI MARPO SOD: CHU RI NGON PO SOD: CHAG RI NAG PO SOD: SHI SHI RAM RAM: SO HA
Haut

- Mantrawasser

39. OM NAGA SHAR TAK SHA KAM: NA MA KO: SHA NA ZA: RO KANG NI: BA ZAR HUNG PHAT
Haut

- zum Einreiben und nur wenig trinken

40. A A TSITA SUKHA SAM SAM
Herz

- hilft bei Problemen mit dem Herzen, die mit einer Depression und nervlichen Störungen zusammenhängen

41. SU TRI HU LE
Heuschnupfen

- in die Nase blasen

42. HO BAT KYI SOD
Infektionen

- auf entzündete, betroffene Stelle blasen

43. OM THE ME YE BAT
Ischias

- mit Mantrabutter oder -öl massieren

44. OM MATRINI ZURUZU DUTROZO SOHA
Kindergeschrei

- Rezitiert man das Mantra 108-mal, so beendet dies das Weinen und Schreien von Säuglingen. Genauso kann es auch in tibetischer Schrift auf ein Blatt Papier geschrieben und neben das Baby gelegt werden.

45. OM HRI RU THIK NAN BAT SOHA
Knochen, Heilen von Knochenbrüchen
- Mantra 10000-mal rezitieren, dann den Bruch zusammenfügen.

In Tibet werden Steine zerbrochen und mittels der Kraft dieses Mantras wieder zusammengesetzt. Dies dient der Probe, ob der Heiler das Mantra beherrscht oder nicht.

46. OM KAMCA KECA HASA
Kopf
- Mantra gegen Kopfschmerzen
- es wird eine Mala gesprochen

47. OM NI TA
Kopf
- eine Mala sprechen, dann in die Hände blasen und auf den Kopf auflegen

48. OM CHA PA YA CHA SOHA
Krankheiten
- Mantra für Krankheiten, die nicht bestimmt werden können

49. NAGA SHI RI BAT
Krankheit (ansteckenden Krankheiten vorbeugen)
- täglich 21-mal rezitieren, für andere Mantrawasser herstellen

50. OM MANI PEME HUNG: BAZAR BI SHA ZE HUNG PHAT
Krankheiten (allgemein)

OM MANI … ist ein Beispiel. Es wird an dieser Stelle die persönliche Yidampraktik – Wurzelmantra – angehängt.

- Mantrawasser von vielen verschiedenen Orten mischen und verabreichen

51. OM CHIN NÄD NAKPO SOD
Leber
- Mantrawasser mit ein wenig Safran herstellen und trinken

52. OM RU RA NASA NASA RA NAN SOHA
Lunge
- Mantra gegen Lungenentzündung

53. OM AH HUNG A HARA HARA NAN SARA SARA NAN BARA SHIK NAN
Lunge (allgemein)
- Mantrawasser herstellen

54. OM AH HUNG BITSIBI HARA BAM SOHA
Lunge, Herz, Sodbrennen
- Das Mantra kann angewendet werden bei Herz- und Lungenkrankheiten, doch auch bei Symptomen der Gastritis, Übersäuerung des Magens und bei Sodbrennen. Dieses Mantra spricht man nicht, sondern schreibt es auf ein Blatt Papier oder ein Blatt vom Baum, das man

auf die Brust oder die Magengegend auflegt. Das Blatt wird auf den Körper mit der Seite aufgelegt, auf der das Mantra steht.

55. OM HUD DE HUD DE NE YER SOHA
Magen

- Mantra nach Rezitation auf Handflächen blasen, danach Bauch massieren

56. HU YA HU DU
Magen- und Unterleibsschmerzen

- Hände warm reiben, auf Magen legen und Mantra rezitieren

57. SHUNG SHUNG: LHEN LHEN: HUNG HUNG: PHAT PHAT
Magenschmerzen

- Mantra auf Handflächen blasen, danach auf Bauch legen

58. OM RUZI RAMANI TRA WATAYA HUNG
Mala aufladen

- verstärkt die eigene Mantrakraft 1000-fach
- 7-mal rezitieren

59. OM RATNA RATNA ZARI ZARI SIDDHI SIDDHI HUNG PHAT
Menstruation (zu starke Blutungen)

- Mantrawasser

60. SHIK SHIK NAN NAN SOHA
Milz
- Mantrawasser

61. OM AH HUNG HA HO HRI
Nahrung
- 3-, 7-mal oder öfter auf Alkohol oder Nahrung blasen

62. OM AH HUNG SARVA AMRITA SIDDHI HUNG DZA
Nahrung – entgiften, segnen
- 7-mal rezitieren, danach auf Nahrung blasen

63. TRAK NYAK RAM BAT A SA TA
Nase
- Mantrawasser trinken

64. SA NA BI YAM PHAT
Nebel
- eine Mala sprechen
- Mantra auf Daumen blasen und gegen Nebel halten

65. OM DUR DUR SHA SOB
Nervensystem (Steifheit, Lähmung)
- Mantrabutter
- Mantra auf Butter- oder Schweinefett blasen und einreiben

66. OM SE SE UB UB BAT BAT SOHA
Nervensystem
- hilft bei neuralgischen Störungen wie Lumbago, doch nicht bei psychischen Störungen

Man spricht das Mantra 108-mal, bläst auf ein Stück Butter und trägt diese auf die schmerzende Stelle auf (man kann auch Sesamöl verwenden).

67. OM TSA THANG THANG SHUNG SHUNG SHA LA SHUNG
Niere
- warmen Mantra-Stein auf Nieren legen

68. SURU SURU MAMA KURU LOYA PA TA SOHA
Dünndarm
- 1000-mal rezitieren

Es wird bei Erkrankungen des Dünndarms verwendet. Man spricht das Mantra 1000-mal, bläst auf Wasser und gibt es dem Klienten zu trinken.

69. OM MAHA TRODHA HAYAGRIVA HULU HULU HUNG PHAT: OM DUTI MALA DUNI HRI BHATI MULA PUKHA TRI KURU YE SOHA
Potenz, sexuelle Energie
- auf Zucker blasen, dann in Wasser auflösen und trinken

70. OM KSHA PAYA KSHA SOHA
Psyche
- wird zur Behandlung vieler physischer wie auch psychischer Krankheiten verwendet
- es wird 108-mal gesprochen

71. RA
Reinigung
Einen Dorje auf der Zunge visualisieren, in deren Mitte sich

das tibetische Zeichen (Feuersymbol) RA befindet. Dieses Feuer breitet sich aus und reinigt den ganzen Körper. Danach dreimal das Sanskritalphabet rezitieren.

72. OM DA GA YA
Rücken und Nieren

- Mantrabutter oder -öl herstellen und einmassieren

73.OM MA TI SHAD TRIG SO HA,
OM KHA KHUNG MA LA RAK TA NAM;
OM MARPO DZIN TU DZIN TU HUNG HUNG PHAT PHAT SOHA
Schilddrüse
Das Mantra hilft, die Schilddrüsenfunktion wieder zu normalisieren. Man bläst es auf das zu trinkende Wasser nach 108 Rezitationen.

74. OM ZI SUM ZI SUM SOHA
Schlaf (gegen Müdigkeit, Aufwachen)

- rezitieren

75. RI AH HUNG
Schlaf
Mantra gegen Schlaflosigkeit. Man soll einen leuchtenden schwarzen Punkt zwischen den Augenbrauen visualisieren und ganz langsam das Mantra rezitieren. Das Mantra, das mit der Visualisation verbunden ist, wirkt sehr effektiv.

76. GO SOD: DOK GYUR: PAL CHOM
Schmerz

- Mantrastein

77. OM GAM ZA BAMBOR GAR ZE TI TI SOHA
Schmerzen

- Mantrastein: gegen starke dumpfe Schmerzen, chronische Schmerzen, Besessenheit

78. ZA YA MA SOD: TRAK YA MA SOD: CHU SER YA MA SOD: SRIN YA MA SOD: NYAN YA MA SOD: LUNG YA MA SOD: MAR MUR KHIL WA SOD
Sinusitis (Stirnhöhlenentzündung)

- Mantrawasser trinken, Gesicht waschen

79. NAMO HETU HEKE SOHA
Temperament, Gallenenergie ausgleichen

- Dieses Mantra wird 61-mal gesprochen. Dann bläst man auf ein Blatt Papier und fächelt damit den Körper des Patienten.

Das Mantra kann bei Problemen angewendet werden, die mit der Galle zusammenhängen. Die Galle ist die metabolische Hitze unseres Körpers. Deshalb wird dieses Mantra in den Fällen angewendet, die mit verschiedenen Arten von Entzündungen, Verdauungsstörungen, Leber- und Gallenblasenerkrankungen auftreten, die mit der Körperhitze zusammenhängen. Dieses Mantra wirkt über die Luftbewegung. Statt des Papiers kann man mit noch stärkerer Wirkung eine Pfauenfeder einsetzen.

80. OM SHANTI SHANTI SARVA BITI MULA NYAG SOHA
Temperament, Knochen, Gelenke

- wird bei Störungen des Phlegmas angewendet

Das Phlegma hängt mit der Erde und dem Wasser zusammen, deshalb stehen solche Störungen in Verbindung mit einer Schwere in den Gliedern und den Gelenken, Arthrose, Erkrankungen des Harn- und Verdauungssystems. Meistens wird dieses Mantra zur Behandlung des ganzen lymphatischen Systems angewendet. Man spricht es 108-mal. Vorher kocht man Wasser auf, lässt es etwas abkühlen, rezitiert eine Mala, bläst auf das Wasser und gibt es dem Patienten zu trinken. Wenn man Wasser für andere Leute vorbereitet, so gießt man das heiße Wasser in eine Flasche, spricht das Mantra, bläst in die Flasche und gibt sie dem Patienten, der es trinken soll, mit.

In Tibet nennt man dies »Mantrawasser«.

81. OM AH HUNG TRAM WARANA HUNG PHAT SOHA
Temperament, Nervensystem

- Es ist angezeigt bei allen Störungen von rLung oder Wind. Wie bereits gesagt, ist rLung eine von den drei Doshas in der tibetischen Medizin. Diesen Begriff könnte man als »Energie des Windes oder der Luft« übersetzen. Wenn sie gestört ist, können Probleme auftreten, die mit dem Geist zusammenhängen, wie Unruhe, Nervosität, Angstzustände, Schlaflosigkeit, wandernde Schmerzen. Das Mantra wird 108-mal gesprochen, und dann kann man auf das Öl blasen, das sodann für die Massage gebraucht wird.

82. NAGPO BAT: DU NAYA BAT: MAHA PAZA BAT: THUM RIL ZA BAT

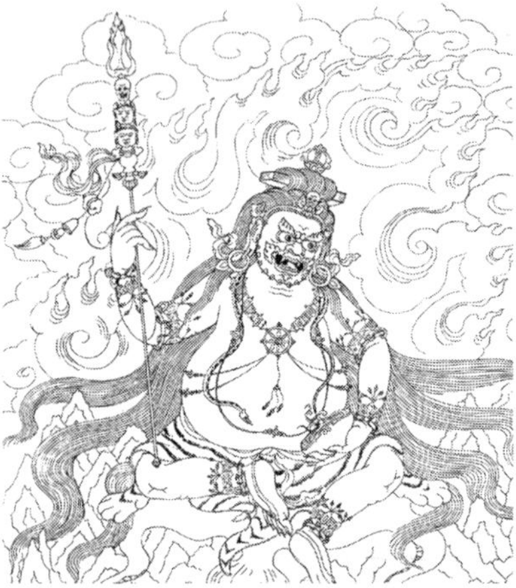

Universal-Mantra (gegen jede Art von Krankheit)

Wildes Mantra aus einem Terma von Padampa Sangye gegen alle Arten von Krankheiten (sehr kraftvoll). Dieses Mantra muss von Sonnenuntergang bis Sonnenaufgang in absoluter Dunkelheit rezitiert werden.

83. HA KA RA

Vergiftung

- Mantra beim Einatmen durch den Mund klingen lassen und als schwarzen Rauch ausatmen

84. OM I TIB BHATE E TIB BHATE

Verhütung

- Das Mantra wird nur am Tag nach dem Ende der Menstruation benutzt, wo man es 1000-mal rezitiert und aufs Wasser bläst, welches man dann am Morgen trinkt. Es funktioniert nur in Verbindung mit dem nächsten Mantra.

85. OM MER MER SOHA TIB TIB BHAD

Verhütung

- Dieses Mantra rezitiert man 1000-mal, bläst es aufs Wasser und trinkt dieses, beginnend mit dem ersten Tag der Menstruation bis zu ihrem Ende. Das zweite Mantra wird nur am Tag nach dem Ende der Menstruation benutzt, wo man es 1000-mal rezitiert und aufs Wasser bläst, welches man dann am Morgen trinkt.

86. NA MA TA PA SHA NAG PO PA TI KI
Verstopfung/Reinigung

- 101-mal rezitieren und auf Wasser blasen, dann Wasser trinken

87. YA SHA MA NA TA
Warzen

- Das Mantra wird rezitiert und auf das Wasser geblasen, das man dann auf die Warze aufträgt, oder man bläst direkt auf die Warze. Es ist sehr wichtig, diese Stelle dann mit einem Pflaster abzukleben, damit eine Berührung mit der Luft vermieden wird.

88.
Yidam (7-Zeilen-Gebet an Padmasambhava)

7-Zeilen-Gebet:

HUNG U GYÄN YÜL GYI NUB DSHANG TSAM
PÄ MA GE SAR DONG PO LA
YA TSÄN TSHOG GI NGO DRUB NYE
PÄ MA DSCHUNG NÄ SHE SU DRAG
KOR DU KA DRO MANG PÖ KOR
KYE KYI DSCHE SU DAG DRUB KYI
DSHIN GYI LAB TSCHIR SHEG SU SOL
GURU PEMA SIDDHI HUNG

89.
Yidam (Mantra des Yuthok)

OM AH HUNG BAZAR GURU GUNA SIDDHI HUNG

Dieses Mantra stammt von Yuthok Yongten Gonpo, einem berühmten Arzt des zwölften Jahrhunderts. Er versicherte, es werde nützlich und wirksam bei der Behandlung von Krankheiten sein, die zu seiner Zeit noch unbekannt seien, die jedoch einige Jahrhunderte später aufkommen würden. Dieses Mantra wird von den tibetischen Ärzten als Guru Yoga angewendet.

90.
Yidam (Vajrasattva)

OM BAZAR SATO HUNG

91.
Yidam (Garuda)

OM BHA KYONG SOHA

- Garudamantra zusammen mit Mudra verwenden und Krankheit herausziehen (Garuda isst die Krankheit)
- danach Garuda im Raum auflösen

92.
Yidam (Chenresig)

OM MANI PADME HUNG

93.
Yidam (Tara)

OM TARE TUTTARE TURE SOHA

94.
Yidam (Vajrasattva)

OM VAJRASATTVA HUM

95.
Yidam (Vajrasattva)

100-Silben-Mantra:

OM VAJRASATTVA SAMAYA MA NU PALAYA
VAJRASATTVA TENOPA TISHTA DRI DHO ME BHAVA
SUTO SHAYO ME BHAVA SUPO SHAYO ME BHAVA
ANU RAKTO ME BHAVA SARVA SIDDHI ME PRA YA TSA
SARVA KARMA SUTSA ME TSITAM SHRE YAM KURU
HUM
HA HA HA HA HO
BHAGAVAN SARVA TATHAGATA VAJRA MA ME MUNT-
SA
VAJRI BHAVA MAHA SAMAYA SATTVA AH
SAMAYA SHUDDHE AH

96.
Yidam (Medizin-Buddha)

TAYATA;
OM BHESHA ZE BHESHA ZE
MAHA BHESHA ZE
RAZA SAMUNG GATE SO HA

97. SRIN SEL: KYU KLING: SOD SOHA
Zähne (Schmerzen)
- Mantra auf Knoblauch blasen und in den Mund nehmen

98. TRI YA NAGPO SOD
Zähne (Schmerzen)
- Man wiederholt das Mantra 108-mal, bläst es auf eine Prise Salz, welches man auf den kranken Zahn aufträgt.

Man sagt, Salz würde allgemein bei Zahnschmerzen helfen, doch dem ist nicht so. Durch das Salz allein können die Schmerzen nicht verschwinden. Ich habe mit Salz an einem meiner Freunde, der Zahnschmerzen hatte, herumexperimentiert. Ich hatte ihm geraten, etwas Salz aufzulegen. Er tat dies ein paar Tage lang, doch die Schmerzen gingen nicht weg. Dann habe ich zusammen mit dem Salz auch das Mantra angewendet, und der Schmerz war nach der ersten Anwendung verschwunden.

Mantraheilen II

Dorje Gotrab, die geheime Heilmethode

Die Mantrapraxis des Dorje Gotrab, der spirituellen Diamantrüstung, gilt als kraftvollste Heilmethode des tibetischen Buddhismus. Padmasambhava benutzte dieses Heilmantra selbst und versteckte es schließlich als sogenannten Terma – Schatz –, um es sicher der Nachwelt in unserer heutigen Zeit wieder zu übergeben.

Der Autor erhielt von verschiedenen Meistern die Übertragung dieses Mantras und praktizierte es in vielen Retreats. Seine wichtigste Übertragungslinie ist die des Sangye Chadral Rinpoche.

Nachdem der Autor diese Meditationspraxis mehrfach über viele Wochen hinweg in Einsamkeit und völliger Dunkelheit praktiziert hatte, wurde ihm die Erlaubnis erteilt, diese Heilmethode weiterzugeben.

Der große Nutzen dieser Mantrapraxis für den Meditierenden selbst ist die Entwicklung des Regenbogenkörpers. Ist dieser vollständig hervorgebracht, so hinterlässt ein Sterbender keinen Leichnam, denn dieser löst sich in einen höheren Aggregatzustand zu reinem Bewusstsein auf.

Durch längere Praxis gelingt es dem Yogi oder der Yogini, nicht nur Krankheiten erfolgreich zu behandeln, sondern auch Herr über Regen, Schnee und Unwetter zu werden. Oft entstehen am Himmel Regenbogen, wenn Dorje Gotrab mit der richtigen Motivation, dem Mitgefühl allen Wesen gegenüber, ausgeübt wird.

Wir konnten die Erfahrung machen, dass bei Menschen, die ein Dorje-Gotrab-Amulett trugen, Ärzte nicht mehr in der Lage waren, ihnen Blut abzunehmen und Akupunkteure ihre Nadeln nicht mehr setzen konnten. Der Grund dafür ist die Schutzkraft dieses Mantras, die, so fantastisch es klingen mag, auch vor Verletzungen bewahrt, egal, ob diese durch Waffen wie Messer oder sogar Schusswaffen verursacht werden oder eben Akupunkturnadeln.

Dorje Gotrab ist das Schwert, welches die Ursachen des Todes zerschneidet.

Es wirkt bei

- 404 Arten von Krankheiten
- 80 000 Provokationen
- 84 schlechten Omen
- 360 Yendro (Wesenheiten, die gleichzeitig mit mir inkarnieren)
- 18 unzeitigen Todesursachen (z. B. Unfälle oder Mord)

Dieses Mantra darf nicht weitergegeben werden, wenn nicht eine Unze Gold geopfert wurde, so der tibetische Originaltext. Jemand, der um die Ermächtigung zum Dorje Gotrab bittet, sollte zumindes symbolisch etwas Gold für die Einweihung geben.

Dorje Gotrab ist das Herzmantra von Padmasambhava (8. Jhdt. n. Chr.). Er sagte darüber: »Wer heilt und dieses Mantra nicht kennt, ist wie ein Mensch ohne Herz.«

Terma von Dorje Lingpa:

»Wenn die Zeit der letzten 500 Jahre (des Kali Yugas) gekommen ist, werden sich die Menschen in einem Zustand befinden, in dem sie nur noch wenig Freude empfinden. Regen wird nicht mehr zur gewohnten Zeit fallen und Getreide wird nicht mehr zur rechten Zeit reifen.

In dieser Zeit werden sich Menschen in allen möglichen Arten von schlechter Verfassung befinden, und sie werden sehr schlechten Gewohnheiten anheimgefallen sein.

Insbesondere wegen der falschen Lebensgewohnheiten der Menschen in dieser Zeit werden die Bhutas (eine Klasse von Geistwesen) sehr verärgert sein. Es werden den Menschen Störungen von oben (astrologische/planetarische Einflüsse) und unten (Erdkräfte, Sadak, Mamo, Naga ...) zuteil werden. Die Elemente werden verrücktspielen, und Krankheiten wie Lepra und unheilbare Hautkrankheiten werden zunehmen. Viele unbekannte Infektionen werden auftreten, und die Ärzte werden nicht in der Lage sein, diese richtig zu diagnostizieren,

Die sechs Arten von besonderer Medizin werden nicht mehr wirken.

In dieser Zeit erinnere dich an das Mantra, welches die Essenz von einhunderttausend Heilmantras ist. Es wird dich unantastbar machen für Provokationen, welche von oben und von unten kommen.

Rezitiere das Mantra in strenger Ruhe so viel wie möglich. Dann versprich dir, das Mantra täglich einhundertachtmal (eine Mala) zu rezitieren.«

Terma von Ju Mipham:

»Im Kali Yuga werden viele Probleme entstehen, und alles wird auf den Kopf gestellt sein und falschherum laufen. In vielen Ländern wird es große Probleme geben, welche durch die acht Klassen der mächtigen Wesen entstehen. Diese werden den Menschen viele Probleme senden und alles Mögliche an neuartigen Krankheiten hervorbringen. Die Ärzte werden viele Schwierigkeiten haben, diese Krankheiten zu klassifizieren und zu behandeln. In dieser Zeit ist es ein Segen, ein Mantra zu kennen, das all diese Probleme aufzulösen vermag. Diese Erklärung wurde von Padmasambhava gegeben.

Dieses Mantra ist sehr selten zu finden und gar nicht, wenn man danach suchen würde.

Es gibt keine Regeln, wie man das Mantra zu rezitieren hat, außer der, dass es 7 Tage, mindestens jedoch 3 Tage lang in absoluter Stille (Schweigen) rezitiert werden muss.«

Anwendung

Mantrawasser	bei »heißen« Krankheiten wie z. B. Krebs, Galle, Fieber
Mantraalkohol (Wein)	bei »kalten« Krankheiten, z. B. bei Verschleimung
Mantrasalz	bei »nervösen« Krankheiten, z. B. bei Zahnerkrankungen
Senfsamen	werden auf die erkrankte Stelle geworfen (gegen Blockaden und dämonische Kräfte)

Neutralisieren von allen Arten von Gift, z. B. allen Arten von Medizin, oder zum Aufladen von Globuli

Hilft bei oder gegen:

- allgemeines Schutzmantra, durch das der Körper selbst zu einer »Diamant-Rüstung« wird
- Gehirnschlag, Gehirnkrankheiten, nervöse Störungen, Epilepsie, Herzinfarkt, Asthma, Allergie
- neutralisiert jede Art von Gift oder Vergiftung (Mantrawasser)
- Schmerzen (Mantrawasser und/oder Aufblasen des Mantras; Mantrabutter für Massage)
- Sinusitis
- stoppt Durchfall (als Tee oder Wasser)
- jede Art von Krebserkrankung, insbesondere Magen-Darm-Krebs
- Arthritis
- Ödeme
- heilt alle Arten von Hauterkrankungen, Ekzeme, Schuppenflechte …
- schützt vor bzw. heilt alle Infektionen und Entzündungen
- heilt jede Augenerkrankung (Augentropfen herstellen)
- Knochen- und Zahnerkrankung (Salzwasser)
- zur Anwendung von Reinigungsbädern (auf Natronseife blasen oder Eigelb mit Mantrasalz auf Haut und Haare geben und beim Duschen visualisieren, dass schwarzes Blut abfließt)
- Schutzamulett mit Senfsamen (schwarzer Senf) bei Entzündungen
- bei unerwarteten plötzlichen Notfällen (Mantrawasser und Senfsamen werfen)
- Dorje Gotrab löst jede Art von schwarzer Magie, Verfluchungen und negative astrologische Konstellation auf

Dorje Gotrab wirkt in allen vier Aktivitäten:

Shi	Befrieden (weiß/Wasserelement)
Gye	Vermehren (Glück, Reichtum, positive Energie, Gedächnis, Gesundheit …)
Wang	Kontrolle (von negativer Energie und zur Erhaltung des Positiven – rote Energie)
Drag	alle zornvollen Aktivitäten

Weitere Wirkungen

- Meditieren fällt leichter
- Mitgefühl wird entwickelt
- gibt Energie und Kraft
- erhöht das Bewusstsein
- erzeugt oder stoppt Schneefall und Regen
- vertreibt Ungeziefer im Haus
- heilt jede Krankheit – es gibt keine, die nicht geheilt werden kann.
- sterbenden Menschen Mantrawasser geben und Waschungen machen. Wer im Moment seines Todes das geschriebene Mantra unter seiner rechten Achselhöhle trägt, für den ist es, als ob er den Regenbogenkörper erweckt hätte. Dazu wird es dem Sterbenden unter die rechte Achselhöhle gelegt und mit ins Grab/die Verbrennung gegeben.
- Schutz vor allen Arten von Waffen: Mantra wird um den Hals getragen.

Wenn Dorje Gotrab gut praktiziert wird, können Regenbogen am Himmel erscheinen!

Das Mantra muss geheim gehalten werden!

Vorbereitende Übungen: Yuthok Nyingthik Ngondro

Die Yuthok-Grundlagen-Praxis ist die fundamentale spirituelle Praxis der traditionellen tibetischen Medizin, die von Yuthok Yonten Gonpo dem Jüngeren im 12. Jahrhundert unterrichtet wurde. Yuthok der Jüngere verfasste in seinem Leben viele medizinische Texte.

Sein wichtigster Text für alle, die tibetische Medizin ausüben, ist das sogenannte Yuthok Nyingthig, der Herzschatz von Yuthok.

Das Yuthok Nyingthig wurde in der Absicht verfasst, Heilern, Ärzten und allen, die in therapeutischen Bereichen arbeiten, ein tiefes, umfassendes Verständnis zu vermitteln, aus dem sie die Einheit von medizinischer und spiritueller Praxis erfahren können. Dieses Verständnis wird in der essenziellsten und subtilsten Form der fünf Elemente durch Körper, Geist und Energie entwickelt.

Der Autor erhielt von verschiedenen Lehrern die Übertragungen des Yuthok Nyingthig und widmet sich der Aufgabe, diese besondere spirituelle Praxis weiterzugeben. Einige Initiationen erhielt er von Karma Lhundup Rinpoche, welcher die Übertragungen von den großen Meistern Kyabje Kathik Mokts Rinpoche aus Kham, Kyabje Gaje Khamtul Jamyang Thodndup Rinpoche und Kyabje Taklung Tsetul Rinpoche erhielt.

Das Yuthok Nyingthig prophezeit, dass künftig Ärzte und Heiler nicht mehr die Zeit für die langwierigen und zeitaufwändigen geistigen Übungen der Dharma-Praxis zur Verfügung haben werden.

Yuthok verspricht, dass derjenige, der die Yuthok-Nyingthig-Praxis korrekt ausführt, innerhalb von 7 Tagen durch Yuthoks unendliche spirituelle Kraft gesegnet sein wird.

Yuthok Nyingthig beinhaltet die Dharma-Praxis, Yoga, Meditation und Medizin.

Die grundlegenden Vorbereitungen und Übungen des Yuthok Nyingthig, zusammengefasst im sogenannten Ngondro, beinhalten: Zufluchtnahme, Boddhicitta, Mandalaopfer, Vajrasattva, Umkreisungen des Mandalas, die sogenannte Chod-Praxis, Verehrung und Hingabe an Yuthok und Niederwerfungen. Ebenfalls wird im Ngondro ein Tsog gefeiert. Tsog ist das rituelle Essen in der Gemeinschaft der Versammelten.

Nachfolgend wird der gesamte Ritualtext in Tibetisch, tibetischer Aussprache und deutscher Übersetzung wiedergegeben, so wie es üblicherweise in einem 7-Tages-Retreat praktiziert und geübt wird.

༄༅ གཡུ་ཐོག་སྙིང་ཐིག་གི་སྔོན་འགྲོ།
Yuthok Nyingthik Ngondro

ན་མོ།

NAMO

Zuflucht

རིག་འདུས་བདེ་གཤེགས་རྡོ་རྗེ་འཆང་།

RIG DÜ DE SHEG DORJE CHANG

Zu euch, die ihr die Vereinigung aller Wissenshalter und Vajradharas seid,

ཕྱོགས་དུས་དཀོན་མཆོག་གསུམ་གྱི་དངོས།

CHOG DÜ KÖN CHOG SUM GI NGÖ

die Essenz der drei Juwelen, der zehn Richtungen und drei Zeiten,

བདག་གཞན་བྱང་ཆུབ་མ་ཐོབ་བར།

DAK SHEN CHANG CHUB MA TOB BAR

nehme ich und alle anderen Wesen, bis die Erleuchtung erreicht ist,

སྙིང་ནས་ཉེ་བར་སྐྱབས་སུ་མཆི། ཡན་བརྒྱ་རྩ་གཅིག

NYING NE NYE WAR KYAB SU CHI

von meinem innersten Herzen Zuflucht.

(101-mal wiederholen)

སེམས་བསྐྱེད།

Bodhicitta

ཐེག་ཆེན་གྱི་སྨོན་འཇུག་གི་སེམས་བསྐྱེད་པ་ལ།

TEG CHEN GYI MÖN ZUK GI SEM KYE PA LA
Im Bestreben, höchstes Bodhicitta zu entwickeln,

སངས་རྒྱས་ཆོས་དང་ཚོགས་ཀྱི་མཆོག་རྣམས་ལ།

SANGYE CHÖ DANG TSHOG KYI CHOG NAM LA
zu Buddha, Dharma und zur höchsten Versammlung (Sangha)

བྱང་ཆུབ་བར་དུ་བདག་ནི་སྐྱབས་སུ་མཆི།

CHANG CHUB BAR DU DAG NI KYAB SU CHI
nehme ich Zuflucht, bis die Erleuchtung erreicht ist.

བདག་གིས་སྦྱིན་སོགས་བགྱིས་པའི་བསོད་ནམས་ཀྱིས།

DAG GI JIN SOG GYI PAI SÖ NAM KYI
Möge ich durch den Verdienst der Freigiebigkeit und anderer Handlungen

འགྲོ་ལ་ཕན་ཕྱིར་སངས་རྒྱས་འགྲུབ་པར་ཤོག། ལན་བརྒྱ་རྩ་གཅིག

DRO LA PEN CHIR SANG GYE DRUB PAR SHOG
die Buddhaschaft zum Wohle aller fühlenden Wesen erreichen.

(101-mal wiederholen)

ཚད་མེད་བཞི།

Die vier Unermesslichen

འགྲོ་བ་སེམས་ཅན་ཐམས་ཅད་བདེ་བ་དང་བདེ་བའི་རྒྱུ་དང་ལྡན་པར་གྱུར་ཅིག། བྱམས་པ།

SEM CHEN THAM CHE DE WA DANG DE WAI GYU DANG DEN PAR GYUR CHIK

Mögen alle Wesen Glück und die Ursachen von Glück erfahren!

སྡུག་བསྔལ་དང་སྡུག་བསྔལ་གྱི་རྒྱུ་དང་བྲལ་བར་གྱུར་ཅིག། སྙིང་རྗེ།

DUG NGEL DANG DUG NGEL GYI GYU DANG DRAL WAR GYUR CHIK

Mögen alle Wesen frei sein von Leid und den Ursachen von Leid!

སྡུག་བསྔལ་མེད་པའི་བདེ་བ་དམ་པ་དང་མི་འབྲལ་བར་གྱུར་ཅིག། དགའ་བ།

DUG NGEL MED PAI DEWA DAMPA DANG MIN DREL WAR GYUR CHIK

Mögen alle Wesen niemals von der höchsten Freude getrennt sein, die jenseits allen Leids liegt!

ཉེ་རིང་ཆགས་སྡང་གཉིས་དང་བྲལ་བའི་བཏང་སྙོམས་ཆེན་པོ་ལ་གནས་པར་གྱུར་ཅིག།
བཏང་སྙོམས། ལན་གསུམ་མམ་བདུན། ཉེར་གཅིག

NYE RING CHAG DANG NYI DANG DRAL WEI DANG NYOM CHEN PO LA NEI PAR GYUR CHIK

Mögen alle Wesen in Gleichmut verweilen, frei von Anhaftung, Abneigung und Sorge!

(3-, 7- oder 21-mal wiederholen)

བསྟོད་ཕྱག།

Lobpreis und Niederwerfung

ཚོགས་བསགས་པ་དང་སྡིག་སྒྲིབ་སྦྱོང་བར་བསྟོད་ཅིང་ཕྱག་འཚལ་བ།

zur Reinigung des Körpers und zur Ansammlung von Verdiensten

གང་གི་དྲིན་གྱིས་བདེ་ཆེན་ཉིད།

GANG GI DRIN GYI DECHEN NYI
Aus der Freundlichkeit der großen Wonne heraus

སྐད་ཅིག་ཉིད་ལ་འཆར་བ་གང་།

KE CHIG NYI LA CHAR WAR GANG
erscheint augenblicklich in unserer inneren Mitte

བླ་མ་རིན་ཆེན་ལྟ་བུའི་སྐུ།

LAMA RINCHEN TA BUI KU
der Guru in juwelengleicher Gestalt.

རྡོ་རྗེ་ཅན་ཞབས་པད་ལ་འདུད།   ལན་བརྒྱ་རྩ་གཅིག

DORJE CHEN SHAB PÄ LA DÜ
Zu Füßen des Vajrahalters werfe ich mich nieder!

(101-mal wiederholen)

མཎྜལ།

Mandala

རྒྱུད་ལ་ཡོན་ཏན་སྐྱེ་བའི་མཐུན་རྐྱེན་སྒྲུབ་པར་ཚོགས་གཉིས་བསགས་པ།

zur Erkenntnis inneren Wissens und zur Anhäufungen von Verdienst und Weisheit

བདག་གཞན་ལུས་དང་ལོངས་སྤྱོད་དུས་གསུམ་གྱི།

DAG SHEN LÜ DANG LONG CHÖ DÜ SUM GYI

Meinen Körper, meine Besitztümer und Annehmlichkeiten und die aller anderen in den drei Zeiten,

དགེ་ཚོགས་དང་བཅས་རི་གླིང་ཉི་ཟླ་སོགས།

GE TSOG DANG CHE RI LING NYI DA SOG

alle Begabungen, zusammen mit dem Berg Meru, den Kontinenten, Sonne, Mond und allem anderen,

ཀུན་བཟང་མཆོད་སྤྲིན་བསམ་ཡས་སྤྲུལ་བྱས་སྟེ།

KUN ZANG CHÖ TRIN SAM YE TRUL JEHTEH

manifestiere ich als unvorstellbare Opferwolken (aus dem unerschaffenen Raum)

བླ་མ་དཀོན་མཆོག་ཐུགས་རྗེ་ཅན་ལ་འབུལ།

LA MA KÖN CHOG THÜK JE CHEN LA BÜL

und biete sie dem mitfühlenden Meister, den drei Juwelen, dar.

བསོད་ནམས་ཡེ་ཤེས་ཚོགས་གཉིས་རྫོགས་པར་ཤོག།   ལན་བརྒྱ་རྩ་གཅིག

SÖ NAM YE SHAY TSOK NYI DZOG PAR SHOG

Mögen die beiden Ansammlungen von Verdienst und Weisheit vollendet werden!

(101-mal wiederholen)

སྐོར་བ་

Umkreisung des Altars
zur Reinigung der Chakras und Kanäle

གཞུང་ལས་མཎྜལ་རེ་དང་སྐོར་བ་བཞི་རེ་སྦྲགས་པར་གསུངས་ཀྱང་ལག་ལེན་དུ་སྟབས་མི་བདེ་བས་མཎྜལ་གྲུབ་རྗེས་སུ།

Im Originaltext folgt nach jedem Mandala-Opfer eine Umrundung. Falls dies nicht praktikabel erscheint, können die Opfergaben zuerst und alle Umrundungen danach durchgeführt werden.

Das Mantra der Umkreisung

ན་མོ་ད་ཤ་དི་ཀྲི་ཀཱ་ལ་སརྦ་རཏྣ་ཏྲ་ཡཱ་ཡ། ན་མ་པྲ་དཀྲ། སུ་པྲ་དཀྲ། སརྦ་པཱ་པཾ་བི་ཤོདྷ་ནི་སྭཱ་ཧཱ།

NAMO DA SHA DAKI TIRA KA LA SARVA RATNA TRA YA YA; NAMA PRADA CHA SU PRA DASHA. SARVA PAPAM BISHO DANI SO HA

ཞེས་དང་སྨན་བླའི་གཟུངས་ཐུང་འདོན་བཞིན་དུ་རྟེན་ལ་སྐོར་བ   ཀོང་སྤྲུལ་པས།

སྨན་བླའི་གཟུངས་ཐུང་ནི།

Das Mantra des Medizinbuddhas

ཏདྱ་ཐཱ། ཨོཾ་བྷེ་ཥ་ཛྱེ་བྷེ་ཥ་ཛྱེ་མ་ཧཱ་བྷེ་ཥ་ཛྱེ་རཱ་ཛ་ས་མུང་ག་ཏེ་སྭཱ་ཧཱ། ལན་བརྒྱ་རྩ་གཅིག

TAYATA;
OM BHESHA ZE BHESHA ZE
MAHA BHESHA ZE
RAZA SAMUNG GATE SO HA

(101-mal wiederholen)

རྡོར་སེམས་བསྒོམ་བཟླས།

Vajrasattva-Meditation und Rezitation

སྡིག་སྒྲིབ་དང་བར་ཆད་འགལ་རྐྱེན་སྦྱོང་བ་རྡོར་སེམས་བསྒོམ་བཟླས།

རང་གི་སྤྱི་བོར་པད་ཟླའི་སྟེང་།

RANG GI CHI WOR PE DAI TENG
Über meinem Scheitel, auf einem weißen Lotos und einer Mondscheibe

ཧཱུྃ་དཀར་ལས་གྲུབ་རྡོ་རྗེ་སེམས།

HUNG KAR LEI DRUB DORJE SEM
steht ein weißes Hung, das zu Vajrasattva wird.

ལོངས་སྤྱོད་རྫོགས་སྐུའི་ཆ་ལུགས་ཅན།

LONG CHÖ DZOK KUI CHA LUG CHEN
Er trägt den vollen Schmuck des Samboghakaya,

ཕྱག་གཉིས་རྡོ་རྗེ་དྲིལ་བུ་འཛིན།

CHAK NYI DORJE DRILBU DZIN
seine zwei Hände halten Vajra und Glocke.

ཐུགས་ཀར་ཟླ་སྟེང་ཧཱུྃ་གི་མཐར།

THÜK KAR DA TING HUNG GI THAR
In seinem Herzen befindet sich auf einer Mondscheibe die Silbe Hung,

ཡི་གེ་བརྒྱ་པའི་སྔགས་ཀྱིས་བསྐོར།

YI GE GYA PAI NGAG KYI KOR
die vom Hundert-Silben-Mantra umkreist wird,

འོད་འཕྲོས་འཕགས་མཆོད་འགྲོ་དོན་བྱས།

Ö TRÖ PHAG CHÖ DRO DÖN JEH
wodurch Licht ausgestrahlt wird, welches den Buddhas Opfergaben darbringt und allen fühlenden Wesen von Nutzen ist.

བདུད་རྩི་མཐེབ་སོར་ནས་འཛག་པའི།

DÜTSI THEB SOR NE DZAG PAI
Aus seinem großen Zeh tropft Nektar,

རང་གི་ལུས་བཀྲུས་སྡིག་སྒྲིབ་ཀུན།

RANG GI LÜ TRU DIG DRIB KÜN
der meinen Körper komplett durchdringt; alle Sünden und Verdunkelungen

མ་ལུས་བྱང་ཞིང་དག་པར་གྱུར།

MA LÜ CHANG SHING DAG PAR GYUR
werden ohne jede Ausnahme vollständig gereinigt.

རྒྱལ་དབང་ལྷ་བས།
ཨོཾ་བཛྲ་ས་ཏྭ།

OM BA ZAR SATTVA HUNG

ཨོཾ་བཛྲ་ས་ཏྭ་ས་མ་ཡཱ། མ་ནུ་པཱ་ལ་ཡ། བཛྲ་ས་ཏྭ་ཏེ་ནོ་པ། ཏིཥྛ་དྲྀ་ཌྷོ་མེ་བྷ་ཝ།
སུ་ཏོ་ཥྱོ་མེ་བྷ་ཝ། སུ་པོ་ཥྱོ་མེབྷ་ཝ། ཨ་ནུ་རཀྟོ་མེ་བྷ་ཝ། སརྦ་སིདྡྷི་མེ་པྲ་ཡ་ཙྪ།
སརྦ་ཀརྨ་སུ་ཙ་མེ། ཙིཏྟཾ་ཤྲི་ཡཾ་ཀུ་རུ་ཧཱུྃ། ཧ་ཧ་ཧ་ཧ་ཧོ། བྷ་ག་ཝན་སརྦ་ཏ་ཐཱ་ག་ཏ།
བཛྲ་མ་མེ་མུཉྩ་བཛྲ་ བྷ་ཝ་མ་ཧཱ་ས་མ་ཡ་ས་ཏྭ་ཨཱཿ

OM VAJRASATTVA SAMAYA
MANU PALAYA
VAJRASATTVA TENO PA TISHTA
DRIDHO ME BHAVA
SUTO SHAYO ME BHAVA
SUPO SHAYO ME BHAVA
ANURAKTO ME BHAVA
SARVA SIDDHI ME PRAYATSA
SARVA KARMA SUTSA MEH
TSITAM SHRE YAM KURU HUM
HA HA HA HA HO
BHAGAVAN
SARVA TATHAGATA
VAJRA MA ME MUNTSA
VAJRI BHAVA MAHA SAMAYA SATTVA AH

(101-mal wiederholen)

Die Opferung des eigenen Körpers

ཀུ་སུ་ལའིམ་ལུས་སྦྱིན་གྱི་ཚོགས་གསོག

མདུན་མཁར་བླ་མ་སྨན་པའི་རྒྱལ་པོ་ལ།

DÜN KAR LAMA MAN PAI GYAL PO LA
Vor mir im Raum befindet sich der Meister als König der Medizin.

མགྲོན་རིགས་བཞིས་འཁོར་སྤྲིན་ཕུང་གཏིབས་ལྟར་བཞུགས།

DRÖN RIG SHI KOR TRIN PUNG TIB TAR SHUK
Er sitzt inmitten der vier Arten von Gästen (erleuchteten Wesen, Schützern, allen fühlenden Wesen, acht Klassen), die wie eine große Ansammlung von Wolken erscheinen.

རང་སེམས་དབྱིངས་ཐོན་རྡོ་རྗེ་རྣལ་འབྱོར་མ།

RANG SEM YING TÖN DORJE NAL JOR MA
Mein eigenes Bewusstsein tritt (durch die Schädelöffnung) heraus

དམར་མོ་གྲི་ཐོད་འཛིན་པའི་སྐུ་རུ་གྱུར།
MAR MO DRI TÖ DZIN PAI KU RU GYUR
und wird zu Vajrayogini, die ein Krummmesser und eine Schädelschale hält.

བམ་པོའི་ཐོད་པ་ཕྱག་གཡས་གྲི་གུག་གིས།

BEM POI THÖ PA CHAK YE DRI GUG GI
Mit ihrem Krummmesser trennt sie von meiner Leiche die Schädeldecke ab

བྲེགས་ཏེ་རང་བྱུང་ཐོད་པའི་སྒྱེད་པུར་བཙུགས།

DREG TE RANG CHUNG THÖ PAI GYED PUR TSUG
und legt sie auf einen selbsterstandenen Herd aus Schädeln.

དེ་ནང་ཤ་རུས་ཏིལ་འབྲུ་ཙམ་དུ་གསིལ།

DE NANG SHA RÜ TIL DRU TSAM DU SIL
Sie hackt mein Fleisch und meine Knochen klein wie Senfsamen in die Schädelschale.

མེ་རླུང་སྦྱོར་བས་ཟག་མེད་བདུད་རྩིའི་མཚོ།

ME LUNG JOR VEI SAG MED DÜD TSI TSO
Durch Feuer und Wind entsteht daraus ein unerschöpflicher Ozean aus Nektar.

ནམ་མཁའི་ཁྱོན་གང་མཆོད་སྤྲིན་ཟད་མི་ཤེས།

NAM KHAI KYÖN GANG CHÖ TRIN ZE MI SHAY
Soweit der Himmel sich erstreckt, manifestieren sich zahllose Opferwolken,

མགྲོན་རིགས་སོ་སོའི་བཞེས་རྒྱུར་འཆར་བར་གྱུར།

DRÖN RIG SO SOI SHAY GUR CHAR VAR GYUR
die für jede Klasse von Gästen alles bereitstellen, was gewünscht oder verlangt wird,

ཐུགས་ལས་མཆོད་པའི་ལྷ་མོ་གྲངས་མེད་སྤྲོས།

THUK LEH CHÖ PAI LHAMO DRANG MEH TRÖ
durch unzählige Opfergöttinnen, die aus dem Herzen Vajrayoginis ausgestrahlt werden.

ཨོཾ་ ཨཱཿ ཧཱུྃ

OM AH HUNG

(101-mal wiederholen)

དཀོན་མཆོག་རྩ་གསུམ་སྲིད་ཞིའི་མགྲོན་རྣམས་ལ།

KÖN CHOG TSA SUM SI SHUI DRÖN NAM LA
Den Gästen der sichtbaren Erscheinung, der drei Juwelen und drei Wurzeln,

གུས་པས་འབུལ་ལོ་ཚོགས་གཉིས་མྱུར་རྫོགས་ཤོག།

GÜ PEI BUL LO TSOG NYI NYUR DZOG SHOG
opfern wir mit Hingabe, um die zwei Ansammlungen zu vollenden.

དཔལ་མགོན་ཆོས་སྐྱོང་ཡོན་ཏན་མགྲོན་རྣམས་ལ།

PAL GÖN CHÖ KYONG YÖN TEN DRÖN NAM LA
Den exzellenten Gästen, Mahakala und den glorreichen Dharmaschützern,

འབུལ་ལོ་ལས་དང་དངོས་གྲུབ་འགྲུབ་པར་མཛོད།

BÜL LO LE DANG NGÖ DRUB DRUB PAR DZÖ
durch die Opferung an euch erhalten wir die Siddhi der Aktivität (Handlung).

འགྲོ་བ་རིགས་དྲུག་སྙིང་རྗེའི་མགྲོན་རྣམས་ལ།

DRO WA RIG DRUK NYING JEI DRÖN NAM LA
Den Wesen der sechs Bereiche (von Samsara), den Gästen des Mitgefühls,

སྦྱིན་པས་སྡུག་བསྔལ་ཀུན་ཞི་བདེ་ལྡན་ཤོག།

JIN PE DUG NGEL KÜN SHI DE DEN SHOG
durch Freigebigkeit möge euer Leid befriedet werden und möget ihr Glück empfinden.

སྡེ་བརྒྱད་འབྱུང་པོ་ལན་ཆགས་མགྲོན་རྣམས་ལ།

DE GYE JUNG PO LEN CHAK DRÖN NAM LA
Den acht Klassen, den Gästen der karmischen Schulden,

བསྔོས་པས་ཞི་བ་བྱང་ཆུབ་སེམས་ལྡན་ཤོག།

NGÖ PE SHI WA CHANG CHUB SEM DEN SHOG
durch unsere Widmung an euch möget ihr den Geist des Bodhicitta erlangen.

ཀུན་ཀྱང་རིགས་འདུས་བླ་མའི་ཡེ་ཤེས་ཀྱི།

KÜN KYANG RIG DÜ LAMAI YE SHAY KYI
Durch die Weisheit aller Lamas und Wissenshalter,

སྒྱུ་འཕྲུལ་རོལ་པ་ཅིར་ཡང་སྣང་བ་སྟེ།

GYU TRUL ROL PA CHIR YANG NANG WA TEH
zeigt sich, dass alle Erscheinungen eine Illusion sind.

ལུས་ཀྱི་མཆོད་སྦྱིན་ཕུལ་བས་དགྱེས་ཤིང་ཚིམས།

LÜ KYI CHÖ JIN PHUL VEI GYES SHING TSIM
Durch die Großzügigkeit dieses Körperopfers mögen alle erfreut und zufriedengestellt sein.

འགྲོ་ཀུན་སྡུག་བསྔལ་ཀུན་ལས་གྲོལ་བར་ཤོག།

DRO KÜN DUG NGAL KÜN LE DRÖL WAR SHOG
Mögen alle fühlenden Wesen von allem Leid befreit sein!

རང་སེམས་སྤྲུལ་པའི་སྒྲིབ་པའི་གཞན་དབང་ལས།

RANG SEM TRUL PAI DRIB PAI SHEN WANG LE
Unser Geist, verwirrt durch Illusionen und Verdunkelungen,

ཀུན་བཏགས་གཉིས་སུ་སྣང་བའི་ཆོས་རྣམས་ཀུན།

KÜN TAK NYI SU NANG WAI CHÖ NAM KÜN
nimmt alle Phänomene als dualistische Erscheinungen wahr;

གདོད་ནས་མི་དམིགས་སྤྲོས་བྲལ་ནམ་མཁའ་ལྟར།

DÖ NE MI MIG TRÖ DRAL NAM KHA TAR
ursprünglich sind diese ohne eigene Natur und unerschaffen wie der Himmel

ཡོངས་གྲུབ་དེ་བཞིན་ཉིད་ཀྱི་དབྱིངས་སུ། ཨ

YONG DRUB DE SHIN NYID KYI YING SU AH
in der Dimension des ursprünglichen Zustands – Ah!

ཀློང་ཆེན་སྙིང་ཐིག་གི་ཚོགས་བསྡུས།

TSOG DÜ (JIGME LINGPA GANAPUJA)

རཾ་ཡཾ་ཁཾ

RAM YAM KAM

ཨོཾ་ཨཱཿཧཱུཾ

OM AH HUNG

ཚོགས་རྫས་འདོད་ཡོན་ཡེ་ཤེས་རོལ་པའི་རྒྱན།

TSOG DZE DÖ YÖN YE SHE ROL PE GYEN

Die Opfergaben und die fünf Sinnesfreuden sind der Schmuck der Weisheitsenergie,

ཚོགས་རྗེ་ཚོགས་བདག་རིག་འཛིན་བླ་མ་དང་།

TSOG JE TSOG DAG RIG DZIN LAMA DANG
Meister und Herren des Tsok, Guru Vidyadhara,

གདན་གསུམ་དཀྱིལ་འཁོར་གནས་ཡུལ་ཉེར་བཞིའི་བདག །

DEN SUM KYIL KHOR NE YÜL NYER SHI DAK
Meister der drei Sitze und Mandalas der 24 reinen Länder,

དཔའ་བོ་མཁའ་འགྲོ་དམ་ཅན་ཆོས་སྐྱོང་རྣམས།

PA WO KHA DRO DAM CHEN CHÖ KYONG NAM
Dakas, Dakinis und durch Eid gebundene Schützer,

འདིར་གཤེགས་ལོངས་སྤྱོད་ཚོགས་ཀྱི་མཆོད་པ་བཞེས།

DIR SHEG LONG CHÖ TSOG KYI CHÖ PA SHE
kommt herbei und genießt die Opfergaben des Ganapuja!

འགལ་འཁྲུལ་གནོང་དང་དམ་ཚིག་ཉམས་ཆགས་བཤགས།

GAL TRÜL NONG DANG DAM TSIG NYAM CHAG SHAG
Ich bekenne all meine Verwirrung, Fehler und gebrochenen Gelübde;

ཕྱི་ནང་བར་ཆད་ཆོས་ཀྱི་དབྱིངས་སུ་སྒྲོལ།

CHI NANG BAR CHE CHÖ KYI YING SU DROL
alle äußeren und inneren Hindernisse werden in den großen, leeren Raum befreit.

ལྷག་གཏོར་བཞེས་ལ་འཕྲིན་ལས་འགྲུབ་པར་མཛོད།

LHAG TOR SHE LA TRIN LE DRUB PAR DZÖ

Bitte nehmt die Reste des Torma und vollendet alle Handlungen (mit denen ihr beauftragt seid).

གུ་རུ་དེ་ཝ་ཌཱ་ཀི་ནི་ག་ཎ་ཙཀྲ་སརྦ་པཱུ་ཛ་ཨུཙྪིཊ་བ་ལིཾ་ཏ་ཁ་ཁ་ཁཱ་ཧི་ཁཱ་ཧི།

GU RU DEWA DAKINI GANACHAKRA SARVA PUJA
UCHATA BALINGTA KHA KHA KHAHI KAHI

རིག་འཛིན་འཇིགས་མེད་གླིང་པས།

(101-mal wiederholen)

བསྔོ་བ༔

Widmung

དགེ་བ་འདི་ཡིས་མྱུར་དུ་བདག།

GE WA DI YI NYUR DU DAG
Möge ich schnell durch diesen Verdienst

སྨན་རྒྱལ་གཡུ་ཐོག་འགྲུབ་གྱུར་ནས།

MEN GYAL YUTHOK DRUB GYUR NE
die Dimension von Yuthok, des Königs der Medizin, erreichen

འགྲོ་བ་གཅིག་ཀྱང་མ་ལུས་པ།

DRO WA CHIK KYANG MA LÜ PA
und mögen dadurch alle Wesen

དེ་ཡི་ས་ལ་འགོད་པར་ཤོག།

DE YI SA LA GÖ PAR SHOG
ebenso diese Ebene erreichen.

OM YE DHARMA HETU PRABHAWA HETUN TEKEN TATHAGATO
HAYA WADET TEKEN TSA YO NIRODHA EWAM WADI MAHA SHARMANA SO HA

Das Guru-Yoga

Über meinem Kopf (Scheitel-Chakra) entsteht eine vierblättrige Lotosblume, in deren Mitte sich eine Mondscheibe befindet, auf der der Maha Guna, der König der Medizin sitzt. Er ist die Verkörperung der drei Arten von Buddhas.* Sein Körper ist weiß mit einem Hauch von rot.

Außerordentlich leuchtend, mit einem prächtigen Glanz ist er untrennbar eins mit dem Buddha, dem König der Medizin. Er hat ein Gesicht und zwei Arme. Auf seinem Schoß hält er mit seiner rechten Hand einen duftenden/strahlenden Zweig mit drei Früchten. Mit seiner linken Hand hält er eine mit Nektar gefüllte Vase, deren Öffnung mit frischem Safran verziert ist.

Er trägt weiße Kleider mit einem dunkelrosaroten Band. Er ist barfuß und sitzt entspannt/gelassen mit halb gekreuzten Beinen.

Vor ihm spielt die weiße Göttin auf einer mit Edelsteinen besetzten Laute. Zu seiner Rechten spielt die gelbe Göttin

* Buddhas, sanskrit: »Erleuchtete«

auf einer Flöte aus Oberschenkelknochen von Geiern. Hinter ihm spielt die rote Göttin auf einer Flöte aus menschlichen Oberschenkelknochen (Kangling). Zu seiner Linken zeigt die grüne Göttin einen silbernen Spiegel.

Alle spielen klangvoll und wohlklingend. Licht strahlt von ihren drei Orten, Körper, Rede und Geist, zu den Buddhas, Boddhisattvas* und der Vereinigung aller Dharma-Schützer der Medizin, den Shanglön Degu.

VAJRA SAMAYA JA JA HUM BAM HO

Man versetzt sich in die Leerheit, in den Zustand von Shunyata, und wiederholt das Mantra:

OM AH HUNG BENZA GURU GUNA SIDDHI HUNG

Der Nektarstrom der Ewigkeit/Unsterblichkeit strömt von des Gurus Körper, Rede und Geist aus und wird von unserem Körper, unserer Rede und unserem Geist aufgesogen, um damit eins zu werden. Die vier Übertragungen/Ermächtigungen und unsere vier Ströme reifen.

Schließlich löst sich der Guru in Licht auf und wandelt sich in uns selbst um. Und der Segen dringt in unseren Geist ein.

Das Guru-Yoga hat sich entsprechend zu einem Hilfstext/Helfertext über die innerste Geistlichkeit/Spiritualität von Yuthog Yonten Gonpo zusammengesetzt/gebildet, um Hindernisse/Hürden zu vertreiben.

---

* Boddhisattvas, sanskrit: »Erleuchtungswesen«

Die Dakini Palden Trengwa Mandarava schenkt/erweist uns die grundlegenden/erforderlichen Anleitungen und gewährt uns die Herzens-Kostbarkeit über die innerste geistige Verbundenheit zu dem Medizinlehrer aus dem verschneitem Land, dem ehrwürdige Yuthog Yonten Gonpo. Ich verbeuge mich vor deinen Füßen und bete.

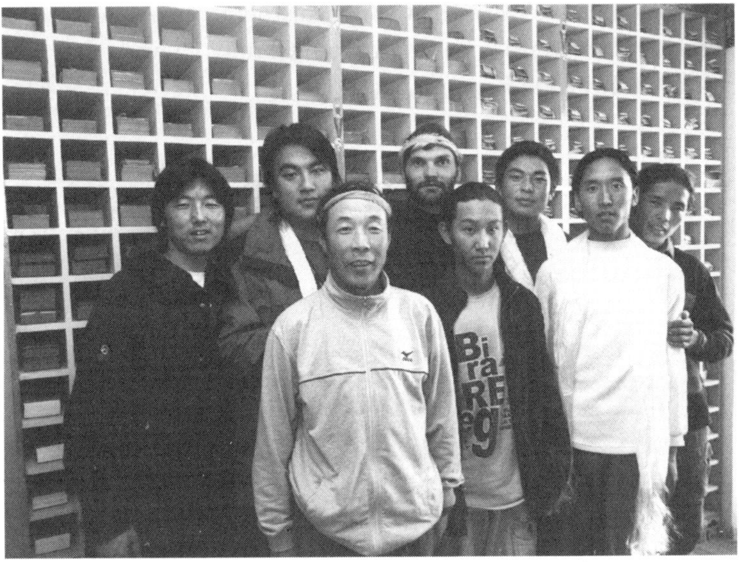

Autor mit Studenten und Mitarbeitern des Ngakmang Institute in Tibet

Seminarteilnehmer berichten

»Eine starke Erkältung plagte mich. Ich hatte Schnupfen, die Nebenhöhlen waren entzündet und taten weh, Kopfschmerzen bis hin zu Hustenreiz, alle üblichen Symptome, die man sich so vorstellen kann. Ich inhalierte mit heißem Salzwasserdampf (Himalaya-Salz), was ich immer bei diesen Beschwerden anwende. Ich erinnerte mich an die Liste mit den verschiedenen Mantras, die ich aus einem Mantraheilen-Seminar bei Rangdrol Dorje hatte, und rezitierte (so gut es eben ging) das Mantra für Erkältung und Grippe – beim Ausatmen das Mantra laut sprechend und beim Einatmen die Worte mit inhalierend.

Mit der Zeit fand ich meinen Sprech- und Atemrhythmus. Das praktizierte ich mehrere Male am Tag. Mit einem angefertigten Stempel (versehen mit einem tibetischen magischen Quadrat) stempelte ich auf Höhe der Bronchien und der Lungenflügel meinen Körper vorn und hinten ab. Wesentlich schneller als sonst besserte sich mein Zustand. Nach ein paar Tagen war ich so gut wie beschwerdefrei.«

»Zwei Tage nach der Teilnahme am Mantra-Seminar bekam ich, ohne jeglichen Grund, Schmerzen in den Sprunggelenken. Diese waren sehr druckempfindlich; ich konnte nicht einmal Strümpfe anziehen, denn ich hatte starke Schmerzen dabei.

Nach circa fünf Tagen ließen die Schmerzen merklich nach, und im Moment sind sie kaum noch zu spüren. Vor etwa 20 Jahren hatte ich innerhalb kürzester Zeit an den

Sprunggelenken vier Bänderdehnungen, zwei Bänderanrisse und einen Bänderabriss, der operiert wurde. Die Bänderprobleme traten bei für mich existentiellen Bedrohungen auf, mehrere nahe Familienangehörige verstarben oder wurden krank, auch beim Ableisten des Wehrdienstes traten Probleme beim Stehen auf. Nach dem Mantraheilen-Seminar und beim Mantrarezitieren habe ich nun das Gefühl, dass diese Wunden aus der Vergangenheit richtig zu heilen beginnen. Eine Stärkung der Bänder ist zu spüren und damit auch eine Stabilität in meinem Leben. Nochmals vielen Dank für Ihr Seminar.«

»Danke für das Mantra-Seminar. Ich lerne langsam immer mehr zu schätzen, was Rangdrol Tobkyi Dorje uns beigebracht hat. Es ist in jeder Hinsicht eine wahre Fundgrube. Bei anderen habe ich mit diesen Mantras bereits Parasiten, Gifte und Schuppenflechte entfernt. Ebenfalls waren die Mantren in meinem Fall auch sehr hilfreich bei Allergie und Erkältung, und meine Galle hat sich auch beruhigt. In diesem Sinne noch einmal danke!«

»Ich bin an Krebs erkrankt und machte intensive Schweigeklausuren mit der Praxis Dorje Gotrab (Mantraheilen II). Nach einigen Tagen der Übung war der Tumor komplett verschwunden, und die geplante Operation wurde von meinen Ärzten abgesagt.«

»Ich habe mir beim Abspülen eines Wasserglases eine tiefe Schnittverletzung am Zeigefinger zugezogen. Mit dem Blutstill-Mantra konnte ich die Blutung sofort stoppen. Später wurde die Wunde im Krankenhaus mit 10 Stichen genäht, und der Artzt wunderte sich, dass ihm die tiefe Schnittwunde kaum auffiel. Danke, lieber Bran, für die Übermittlung dieser Übungen.«

»Ich stand als Sängerin und Buchautorin voll im Leben, als mich die Diagnose Brustkrebs sehr plötzlich und gnadenlos aus allem Geschehen herausriss. Nach einer Total-OP waren im Anschluss 16 chemotherapeutische Anwendungen geplant. Kurz vor dieser Zeit hörte ich von Bran O. Hodapps Heilertätigkeit und vertraute mich ihm nach einem Beratungsgespräch an. Wöchentliche Sitzungen halfen mir, mit der schockierenden Diagnose, den höchst anstrengenden Chemos und mit meiner total veränderten Lebenssituation besser zurechtzukommen.

Bran O. Hodapp, der als Heiler spirituell sowohl im Tibetischen Buddhismus verwurzelt als auch unter anderem in Indianischer Heilkunst bewandert ist, hat mir durch seine beruhigende, zutiefst spirituelle, gleichzeitig auch humorvolle Art über die bisher schwerste Zeit meines Lebens erfolgreich hinweggeholfen. Die wohltuenden Auswirkungen des Mantraheilens haben mich nicht nur geistig gestärkt und mir viele Ängste genommen, auch auf rein körperlicher Ebene habe ich im Nachhinein das Gefühl, wirkungsvoll behandelt worden zu sein. Seit anderthalb Jahren bin ich krebsfrei.«

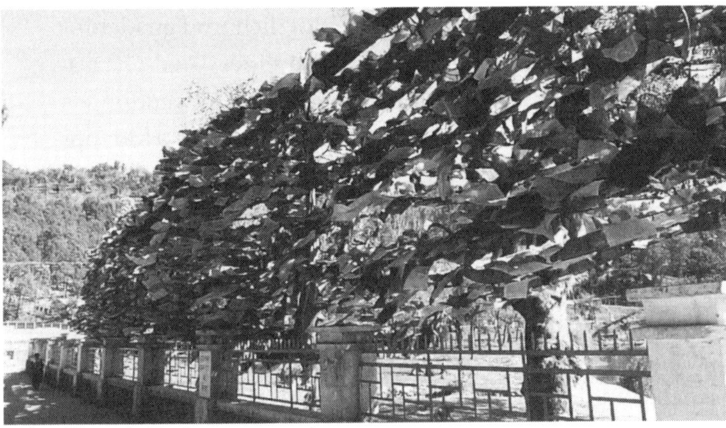

Gebetsfahnen in Tso Pema

Informationen und Adressen

Ngakpa e. V.
Ngakpa Rangshar Dudjom Palchen Ling
Schillerstr. 3, 77933 Lahr
www.tibet-lahr.de
info@tibet-lahr.de

Über folgende Veranstaltungen informiert Sie der Ngakpa e. V.:

- Sprachkurs Tibetisch
- Kum Nye – Traditionelle Tibetische Massage
- Traditionelle Tibetische Medizin
- Traditionelles Tibetisches Mantra-Heilen (energetisches, geistiges Heilen in 3 Stufen mit optionaler Zertifizierung durch den »Dachverband Geistiges Heilen DGH e. V.«, www.dgh-ev.de)
- Traditionelle Tibetische Baby-Massage
- Ernährung und Lebensweisen nach der Traditionellen Tibetischen Medizin
- Tibetisches Traum-Yoga
- Sa Che – Traditionelle Tibetische Geomantie
- Tibetische Astrologie
- Fortlaufende Veranstaltungen und Übungsabende in Tibetischem Vajrayana
- Regelmäßige öffentliche Heilzeremonien – z. B. Medizin-Buddha Puja

Mantraheilen/Spirituelles Heilen:

Bran O. Hodapp (Lama Rangdrol Tobkyi Dorje)
Praxis für Tibetische Heilmethoden,
Geistiges Heilen & Schamanismus
Anerkannter Ausbilder und Heiler im Dachverband Geistiges Heilen DGH e.V.
Vorstandsmitglied im DGH e.V.

Schillerstr. 3
77933 Lahr
Telefon: 07821-9205557
www.hodapp.biz
info@hodapp.biz

Verbände:

Dachverband Geistiges Heilen DGH e.V.
Geschäftsstelle
Tannetje König
Steigerweg 55
69115 Heidelberg
Tel. 06221-169606
Fax 06221-169607
E-Mail info@dgh-ev.de

Quellenverzeichnis

Verschiedene Autoren der Nyingma-Tradition:

Rinchen Tertzöd: Yuthok Nyingthik, ins Deutsche übertragen von August Beuter

Ju Mipham Rinpoche: Sngags kyi be'u bum

Ju Mipham Rinpoche: Las sna tshogs pa'i snagags kyi be'u bum dgos 'dod kun 'byung gter gyi bum pa bzang po

Thubten Yeshe: Die grüne Tara. Weibliche Weisheit. München 1998.

Thubten Yeshe: Inneres Feuer. München 1999.

Thubten Yeshe/Nicholas Ribush: Vajrasattva. Weigold 2000.

Thubten Yeshe: Gedanken eines tibetischen Lama über Weihnachten. Berlin 1979.

Yeshe Tsogyal: Der Lotosgeborene im Land des Schnees. Frankfurt 1996.

Lama Dagsay Tulku: Das Praxisbuch der tibetischen Meditation. Freiburg 2000.

Magcig Labdrön: Gesänge der Weisheit. Dietikon 1998.

Tenzin Wangyal: Der kurze Weg zur Erleuchtung. Frankfurt 1979.

Robert Beer: Die Symbole des Buddhismus. München 2003.

Chögyal Namkhai Norbu: Die kostbare Vase. Landshut 2004.

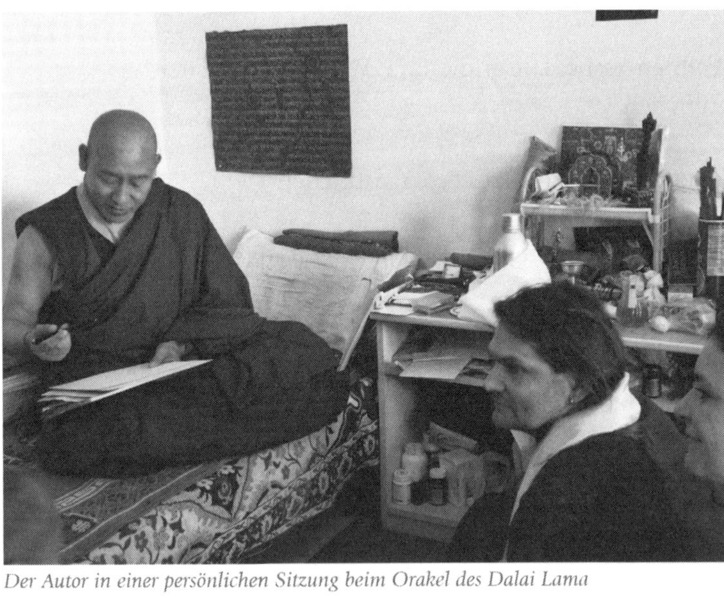

Der Autor in einer persönlichen Sitzung beim Orakel des Dalai Lama